Matrescência

Dores e delícias do maternar

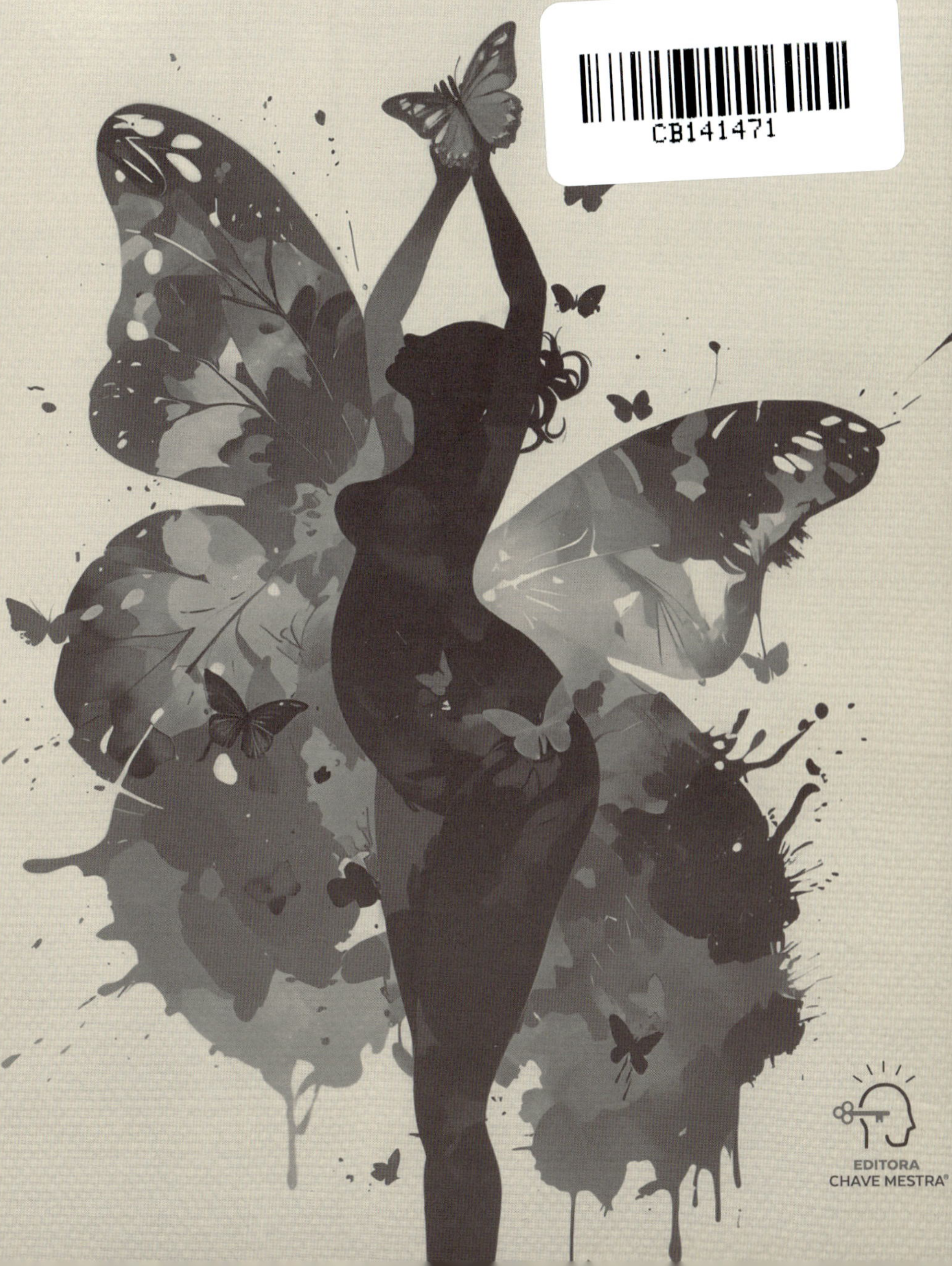

EDITORA
CHAVE MESTRA®

EDITORA
CHAVE MESTRA®

Av. Marcos Penteado de Ulhoa Rodrigues,
1119 – Tamboré, Alphaville – SP,
Ed. Office Shopping Tamboré –
Andar 21 – Sala Chave Mestra
CEP: 06460-040
@editorachavemestra
editora@editorachavemestra.com.br
www.editorachavemestra.com.br

DIREÇÃO EDITORIAL
Raquel Medeiros

COORDENAÇÃO EDITORIAL
Bartira Costa Neves

EDITORIA JR.
Larissa Robbi Ribeiro

ASSISTÊNCIA EDITORIAL
Amanda Karine Grossel
Eloiza Andrade
Flávio Alfonso Jr.

REVISÃO
Híllona Anjos

DIAGRAMAÇÃO E PROJETO GRÁFICO
Liliana Medeiros Prates Maia

***BRANDING* DE CAPA**
Liliana Medeiros Prates Maia

Título original em português:

Matrescência:

dores e delícias do maternar

Dados Internacionais de Catalogação na Publicação (CIP)

Vale, Rogério. (Organizador)

V149 Matrescência: dores e delícias do maternar / Rogério Vale (.org) – Barueri, SP: Chave Mestra Editora, 2025. 178 p.: 16 x 23 cm

ISBN 978-65-5496-109-7

1. Maternidade. 2. Mães. 3. Gravidez. 3. Mulheres. 4. Identidade materna. 5. Psicologia perinatal. I. Título.

CDD 158.1

Matrescência

Dores e delícias do maternar

EDITORA
CHAVE MESTRA®

Prefácio

Este livro nasceu em um sonho (literalmente). Um belo dia, acordei com capa e título na cabeça. Já carrego o anseio de falar e dar voz às vivências maternas há alguns anos, após passar por perdas gestacionais e me deparar com as dores que tantas mulheres carregam e, depois, ao passar pelo puerpério e as dores e as delícias da maternidade. Afinal, ser mãe é renascer. É atravessar um portal invisível que transforma o corpo, os sentimentos, a alma e a história.

Matrescência: dores e delícias do maternar é um mergulho sincero, profundo e necessário nesse processo de transformação — uma coletânea escrita por 17 mulheres que viveram, na pele e no coração, as diversas nuances da experiência materna.

Mais do que um relato sobre maternidade, este livro é um abraço acolhedor, um espelho sensível que reflete as dores caladas, os desafios muitas vezes solitários, e os momentos doces e transformadores que acompanham a jornada de ser mãe. Cada capítulo revela camadas da matrescência — esse fenômeno pouco nomeado, mas intensamente vivido — que marca a mulher para sempre.

Nas páginas que seguem, você encontrará histórias de fé e superação, como aquelas que encontram Deus na rotina materna ou que maternam filhos na Terra e no céu. Há capítulos que falam sobre perdas silenciadas, o luto negado, a pressão da mãe perfeita, os desafios da multiplicidade, a reconstrução da identidade, do reencontro com a própria história, da libertação das culpas e da aceitação das imperfeições.

Aqui, a maternidade é tratada com verdade, é sentida, é contada sem filtros, mas com muito amor. São vivências que passam pelo esgotamento e pela entrega, pela alegria de cada descoberta e pelas marcas de cada renúncia. Um convite a fazer as pazes com sua biografia, a acolher sua vulnerabilidade e, acima de tudo, a reconhecer que a mulher que nasceu com a mãe também merece cuidado, respeito e voz.

Esta obra é para todas as mães — de primeira viagem ou experientes, de filhos pequenos ou adultos, de bebês nos braços ou na eternidade. Também é para quem deseja entender melhor esse universo transformador e, quem sabe, encontrar palavras para nomear o que, muitas vezes, só é sentido no silêncio.

Matrescência: dores e delícias do maternar é um testemunho coletivo, real e humano. É sobre como a maternidade pode nos salvar de nós mesmas, revelando o propósito e o amor que nos moldam todos os dias.

Bartira Costa Neves

Coordenadora editorial da Editora Chave Mestra, psicopedagoga, especialista comportamental e psicanalista clínica

SUMÁRIO

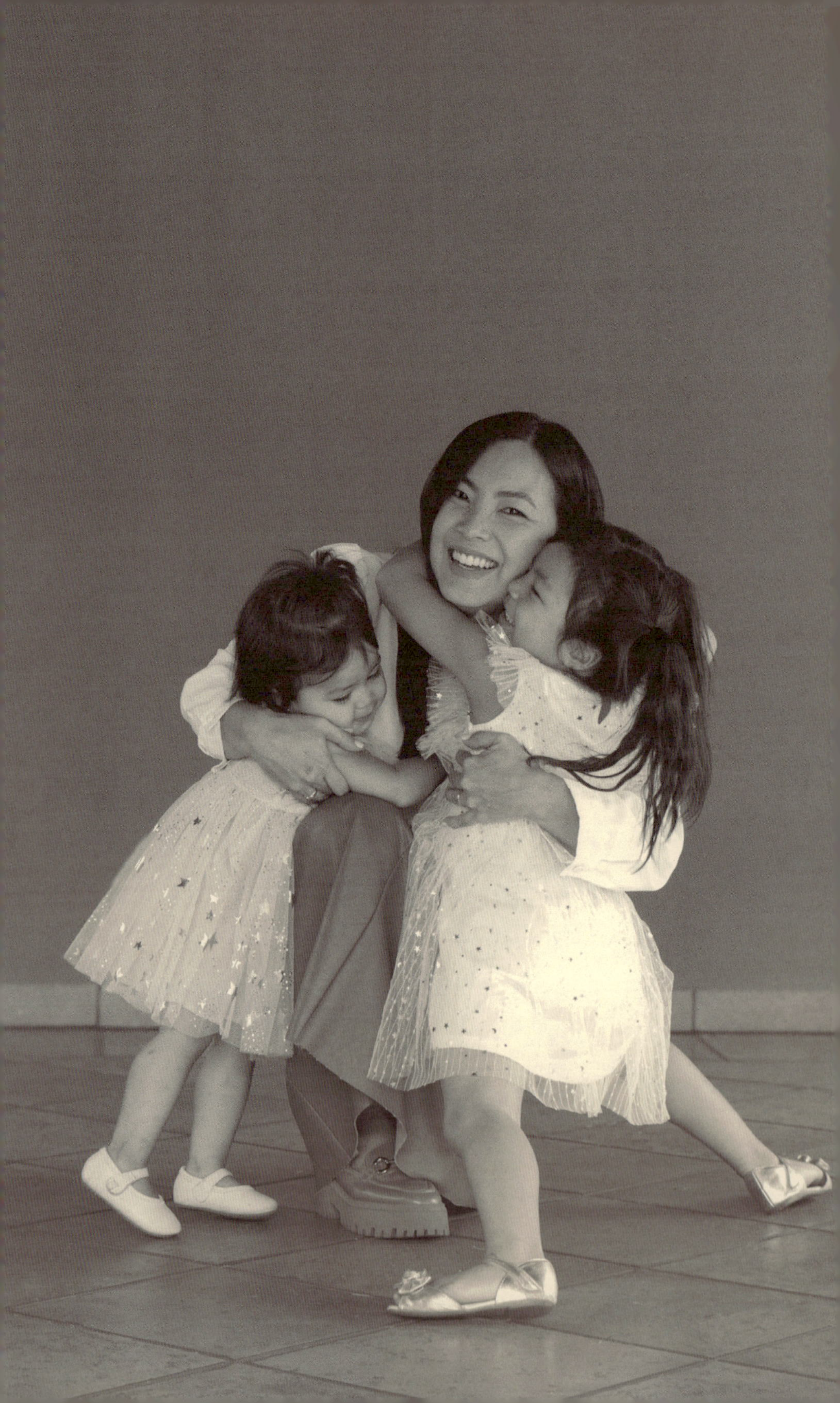

Andressa Yurie

Eu me chamo Andressa Yurie, tenho 34 anos e sou nascida e criada em Dourados/MS. Casada com Igor, meu príncipe; temos duas flechinhas: Luísa Mayumi (Lumy) e Maísa Naomi. Elas me fazem sentir a mãe mais feliz do mundo. Sou intensa, colorida e amo criar. Chocolate é meu ponto fraco e, comigo, quase tudo vira música. Escrever me ajuda a organizar os pensamentos. Compor é minha maneira de me conectar com Deus e com minhas filhas e de espalhar o amor que transformou o casamento dos meus pais. Vou continuar o legado de lutar pela família por meio da música. As canções que antes eram exclusivas para minhas filhas, compartilho para que mais famílias experimentem profunda conexão e se voltem para Deus. Lumy e Nic é o nome do projeto musical. Espero muito ver você por lá também!

andressayurie

turminhadelumyenic

LumyeNic

Lumy e Nic

Matrescência

Dores e delícias do maternar

1

Encontrando Deus na rotina materna

Por Andressa Yurie

Agora há pouco, estava tendo um daqueles momentos indescritíveis com minha caçulinha. Enquanto Lumy dormia no sofá, dei aquele banho lento na Maisinha, cheio de brincadeiras e carinhos. Ela ama passar tempo na banheira e brincar com os brinquedos improvisados — mas que sempre são sucesso. Ouvi-la brincando com sua voz rouquinha, gargalhando, inventando historinhas com os brinquedos... Como eu me derreto em testemunhar essas cenas.

Passados uns minutinhos, ela pediu para sair porque estava com frio. Então, disse prontamente a ela: "Mamãe vai tirar você, tá bom?". Peguei uma toalha, a envolvi em meus braços, trouxe seu narizinho bem para perto e disse: "Mamãe cuida de você. Tá quentinha agora?". Ela me devolveu um olhar tão profundo, tão intenso e lindo, como se estivesse me dizendo: "Como é bom ser amada por você, mamãe". Eu me perdi nesse olhar por uns sete segundos. Meus olhos se encheram de lágrimas, meu coração inchou mais um pouco — aquela sensação maravilhosa e extraordinária dos momentos que eu chamo de "momentos mágicos".

Quando eles acontecem, minha vontade é de congelá-los, guardar em um potinho e nunca mais esquecê-los. Eles sempre me deixam com um nó na garganta e me fazem suspirar de amor.

Bem que eles podiam ser mais frequentes, mas não é bem assim que funciona. Um momento mágico sempre me pega de surpresa, afinal, as crianças têm o lindo dom da espontaneidade e da pureza. Ele não pode ser planejado, simplesmente acontece. Entre as dezenas de momentos mágicos que já vivi, pude reparar algumas de suas poucas características; permitam-me compartilhá-las: não consigo prevê-los, não custam um centavo e não se repetem — pelo menos comigo, nunca se repetiram. Acho que é por isso que eles são tão especiais.

Um dia, Lumy estava na fase do desfralde e seria a primeira vez que ela sinalizava que tinha um "número dois" a caminho. Seria real ou seria apenas um alarme falso? Não dava para saber, só dava para sentir a adrenalina de sair correndo com ela pela casa até o banheiro. Quanta emoção esse percurso carrega! E foi assim, em meio a um cheiro nada desejável, agachada em frente ao vaso, meus braços envolvendo todo seu corpinho, só nós duas ali, trocando carinhos de narizinho com narizinho, que um momento mágico aconteceu.

Que preciosidade poder participar do primeiro cocô na privada da minha criança e contemplar a admiração dela por uma grande conquista! Quem diria que um dia me alegraria tanto em ver um cocôzinho boiando! Tem coisas que só um(a) filho(a) pode fazer você viver, e um "momento mágico" é uma delas. Ah, as pequenas alegrias disponíveis nos lugares mais simples. O beijinho inesperado e melecado. As palavrinhas inventadas, as conjugações fofíssimas: "Eu quase mateu o moquitinho piki", "Mamãe deixa mim desinhá". As perguntinhas fofas e que exigem criatividade para responder: "Mamãe, por que a bochecha é perto da boca?". Os "tim tins" com o pedaço de brócolis na mão. O cantarolar de uma musiquinha inédita enquanto trocamos a fraldinha.

As gargalhadas deliciosas das brincadeiras malucas que elas criativamente inventam no cômodo ao lado enquanto mamãe prepara o almoço. As caretinhas enquanto provam pela primeira vez uma frutinha nova. O olhar aguçado e curioso ao caminhar pela rua, capaz de enxergar a beleza de uma florzinha que nasceu em meio ao concreto e ali ficar admirando por cinco minutinhos. O cessar imediato do choro após um beijinho para sarar o dodói. Receber aquele rabisco indecifrável, mas colorido com amor e carinho. Os barulhinhos dos primeiros vocalizes. A comidinha feita de massinha na panelinha de brinquedo, preparada com muito capricho. O cheirinho aconchegante do pós-banho.

As orações mais autênticas de arrancar lágrimas de alegria: "Obrigada pelas árvores que você fez", "Você que fez as nuvens, o sol, o trovão. Como você fez isso? Amanhã você me conta?". O arrastar da cadeira para alcançar a pia e lavar — bagunçar — a louça e se sentirem poderosas ajudantes da mamãe. Algumas indagações profundas como: "Por que as pessoas comem a comida do lixo?". A pureza do perdão fácil e instantâneo que elas dão logo após um pedido sincero de "Me perdoa, filha, a mamãe fez errado agora, tá?" e, de imediato, receber um sorriso com abraço que já engata a próxima brincadeira.

Como é delicioso ser mãe nesses momentos. Tenho certeza de que enquanto relatei algumas de minhas experiências você se recordou das suas também. Seu coração ficou tão quentinho quanto o meu? Ah, as delícias do maternar... Eu amo falar delas! Deu para notar, não é? Risos. Mas a maternidade não é feita apenas de momentos assim. Maternar é uma verdadeira montanha-russa de delícias e dores. Tem dias que está tudo bem. Tem dias que está tudo bem mal. Tem dias que consigo fazer o almoço tranquilamente; outros, faço em meio a birras e gritarias. Tem dias que durmo com a louça toda lavada; mas há vários em que me deito com uma montanha empilhada — e assustadora — na pia. Tem dias que estou com a paciência de Jó; outros, pareço uma louca descontrolada. Tem noites que dormimos a noite toda; outras, perdemos as contas de quantas vezes nos levantamos. Tem dias que ser mãe é tão leve; outros, dá vontade de sair correndo e sumir — e aparecer nas Maldivas. Tem dias de saúde e dias de antitérmico e antibiótico. Dias de sorrir e dias de desesperar. Dias de acertar e dias de culpa. Tem dias mágicos e tem dias que apenas sobrevivemos.

Haverá dias desconfortáveis; outros, quase insuportáveis. E quando o maternar for mais sinônimo de dor do que de alegria, não se debata e não fuja. Eu me lembro de aprender a me entregar para a dor no curso Preparação para o Parto Normal. No parto, quanto mais tentamos fugir da dor, mais longa e dolorida será a jornada até o nascimento. Eu me lembro do exato momento que decidi parar de buscar alívio.

As primeiras e levíssimas contrações começaram por volta das dez horas da manhã, com três centímetros de dilatação. Às três da tarde, estava começando a ver estrelinhas, encolhida na cama, tentando respirar, buscando de alguma forma aliviar aquela dor que só crescia e me assustava. Às cinco e pouco, após o toque e quase nenhuma evolução na dilatação, escutei a enfermeira dizendo para minha mãe: "Fica tranquila, vovó. Essa bebê só vai nascer de madrugada!".

Foi aqui que a chave virou. Eu me levantei da cama, fui para debaixo do chuveiro e movimentei meu corpo em meio ao desconforto. Eu sabia que precisava me entregar para dor. Dentro de poucas horas, envolveria minha linda bebê em meus braços. Após a tempestade, o alívio imediato, a experiência mais forte que eu e meu esposo já vivemos juntos, o primeiro "momento mágico" do meu maternar.

O amor que eu nunca imaginaria ser possível amar. Estava experimentando um vislumbre do amor de Deus por mim. É... O dia do nascimento já nos revela muita coisa sobre o que há de vir. A dor e a alegria vão coexistir. Vai ter medo e coragem. Caos e calmaria. Adrenalina e ocitocina. Vai ter demanda, mas vai ter provisão. Essa dualidade é uma constante na vida materna, e aprender a lidar com ela é fundamental para não apenas sobreviver, mas prosperar.

Em Filipenses 4:12, Paulo escreve que aprendeu a viver contente em toda e qualquer situação: com fome, com fartura, humilhado, exaltado, com muito ou com pouco. Ele não pautava sua vida e muito menos sua fé nas circunstâncias. Se eu puder parafrasear Paulo na perspectiva materna, eu diria: "Aprendi a viver contente em toda e qualquer situação. Quando consigo tomar um banho longo e quando estou há três dias sem lavar o cabelo e tomando banho a hora que dá. Quando consigo comer a refeição quentinha e quando só dá tempo de engolir. Quando estou cercada de ajuda e quando me sinto abandonada e esquecida. Quando durmo a noite toda e quando pareço um zumbi ambulante. Quando envio uma lancheira digna de *stories* e quando catei o que tinha no armário — e torci para que as professoras não me julgassem de pior mãe do mundo. Nos dias que me sinto a mãe do ano e nos dias que sou a frustração em pessoa. Nos 'momentos mágicos' e nos momentos trágicos. Tudo posso nAquele que me fortalece". Sim! Esse famoso trecho é a continuação do versículo, e é aqui que está o segredo.

A força não vem da rede de apoio — que é tão boa quanto necessária. A força não vem de dentro. A força vem do Alto. O contentamento não é algo que possuímos naturalmente, mas que pode ser desenvolvido. A capacitação para viver os dias difíceis está disponível para mim, nAquele que me fortalece. Não é sobre repetir "Vai passar, é só uma fase, vai passar", mas é sobre a humildade de convidá-Lo: "Vem passar essa fase comigo, Senhor". Essa é a vontade de Deus para nós. Uma maternidade que nos aproxime dEle.

Nossos filhos não são empecilhos para vivermos a vontade de Deus. Eles são o motivo. Nossa rotina é o lugar perfeito para os melhores encontros com Aquele que nos fortalece. É bem aí — em meio às fraldas sujas, às dezenas de horas amamentando e às poucas que sobram arrumando a casa, lavando roupa, fazendo o almoço, ajudando na tarefa, levando a criança na escola — que somos desafiadas a reconhecer a presença de Deus. Sim, Deus está nesses lugares inusitados. Ele nos vê. Ele nos compreende. Ele Se alegra. Ele derrama força. Feliz a mãe que se deixa ser encontrada e que ousa procurá-Lo nesse ambiente. Mais felizes ainda são os filhos das mães que se refugiam nEle. Não precisa de ritual, nem liturgia, nem trocar de roupa, nem marcar horário. Pode ser aí mesmo, descabelada na madrugada, com o filho manhoso agarrado em seu pescoço, ou ao som das panelas enquanto faz o almoço... Não importa onde você está, importa que Ele está com você. A pergunta é: quão consciente estou de Sua presença em meu maternar?

Finalizo dizendo que se hoje estou aqui tendo o privilégio de compartilhar meus encontros com Deus em meio ao meu maternar, foi porque um dia minha mãe se deixou ser encontrada por Ele. Sua vida, seu casamento e seu maternar sacrificial e bíblico me moldaram e me lançaram para viver o que vivo hoje. Sou fruto de uma mãe que ora e que transborda a força de Deus. Seu viver diário impactou a minha vida, impacta a vida de minhas filhas, minha geração, e impactará todas as leitoras deste singelo capítulo. É sobre um legado eterno.

Bibliografia

BÍBLIA SAGRADA. Almeida Revista e Atualizada (ARA). Disponível em: https://www.bible.com/. Acesso em: 07 abr. 2025.

"A força não vem
da rede de apoio
— que é tão boa
quanto necessária.
A força não vem
de dentro. A força
vem do Alto."

Andressa Yurie

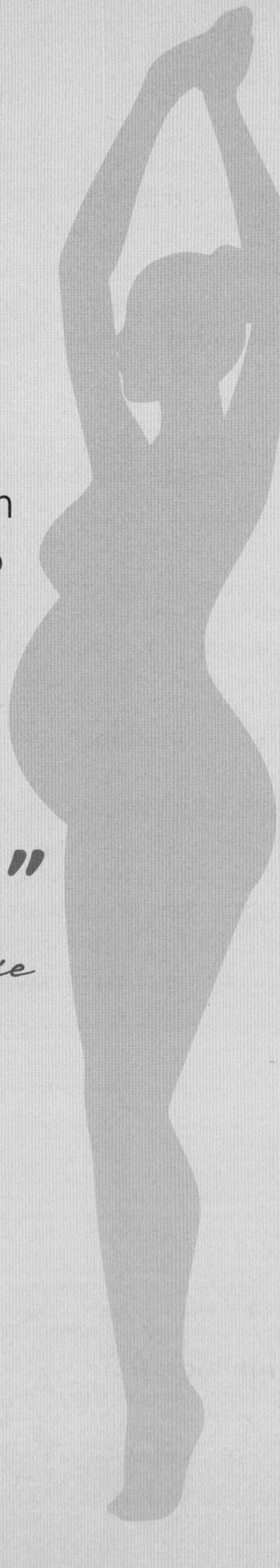

Que reflexões ou recordações sobre a maternidade este capitulo lhe traz?

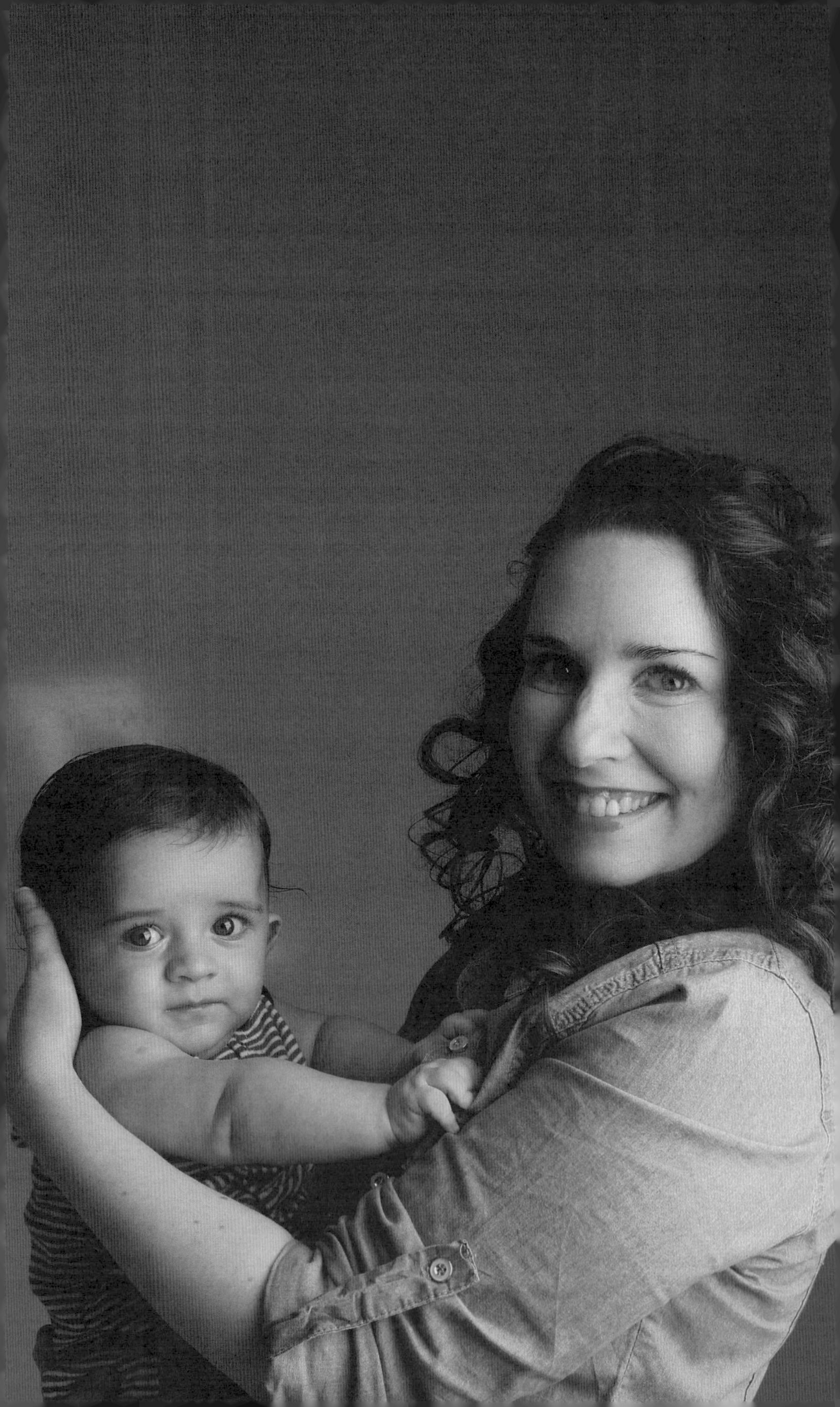

Bartira Costa Neves

Sou licenciada em Letras Português-Espanhol pela Unesp, pós-graduada em Psicopedagogia, Tradução Português-Espanhol, Gestão de Produção Editorial e formada em Psicanálise Clínica, com Mestrado Profissional iniciado nesta mesma área.

Atuo como profissional editorial há mais de dezoito anos, tendo trabalhado em várias editoras e empresas de Comunicação, e há quase um ano atendo como psicanalista. Atualmente, ocupo a posição de coordenadora editorial da Editora Chave Mestra, na qual tive a inspiração para idealizar este projeto, tão importante para dar voz às mães e falar do matrescer.

Ah, claro, minha função mais abençoada e importante: mãe do Benjamin, o bebê mais lindo, simpático e carinhoso, que trouxe mais preocupações, luz, amor e empatia para meus dias.

bartiracostaneves

2

A negação do direito ao luto

Por Bartira Costa Neves

A maternidade, para muitas mulheres, associa-se a um ciclo de alegrias e descobertas, contudo também pode ser uma jornada de dor profunda, solidão e incompreensão. O luto gestacional, quando uma gravidez não chega a termo e o mundo nunca conhece o bebê, é um tema muitas vezes ignorado, silenciado e desrespeitado pela sociedade. Não é apenas a dor da perda, mas também a negação da dor, o apagamento de um luto, que é invisível para os outros que não a mãe e que, na maioria dos casos, é incompreendido. Quando, para quem não viveu a gestação, não há um bebê a celebrar ou a velar, o processo de luto materno é visto como irrelevante ou exagerado, como se a dor de perder um filho, porque não nasceu para todos, não fosse válida.

Neste capítulo, para falar da importância de viver o luto em sua plenitude, compartilho dois relatos de perda gestacional que vivenciei de maneiras muito distintas, porém que marcaram profundamente minha compreensão da dor, do luto e da cura. A primeira perda teve um período de luto muito breve, silenciado pelo procedimento de curetagem e pela rapidez com que o mundo quis seguir e me fez seguir. A segunda foi uma experiência completamente diferente, um processo de despedida consciente e de espera, no qual pude sentir cada parte da dor e da cura que ela trouxe. As duas experiências me ensinaram sobre a complexidade do luto gestacional, sobre como ele é desvalorizado, ignorado e, muitas vezes, negado, e como esse processo invisível precisa ser reconhecido, vivido e respeitado.

Primeira perda: a negação do luto

A minha primeira gestação não foi planejada, mas rapidamente passei a amar, esperar e cuidar muito daquele bebê. Os dias passavam e eu acariciava e conversava com aquela vida crescendo em mim. É muito incrível como, de repente, a gente vira mãe, se volta e se faz presente para um serzinho que ainda nem conhece!

Infelizmente, algumas semanas depois, em um exame de ultrassom, recebemos a notícia de que o feto não tinha batimentos cardíacos. Vieram mais alguns exames ao longo de duas semanas de espera angustiante para a confirmação, nas quais só pedi para que não fosse real e só torci para que, em algum deles, tudo mudasse e eu ouvisse o coraçãozinho do meu bebê. Finalmente, com o fato confirmado e completamente desnorteada e dilacerada, fui colocada diante dos "você tem que": "Você tem que fazer um procedimento de curetagem", "Você tem que resolver logo", "Você tem que liberar seu corpo", "Você tem que retomar sua rotina"... E, imersa na dor e sem saber para onde ir, fui na direção mais apontada. A pior decisão que já tomei.

Fui muito bem atendida no hospital, no entanto, ao acordar no quarto após a curetagem, eu sentia um nada enorme, me sentia esvaziada, só na minha dor e sem saber o que fazer, porque como se vive um luto sem despedida, como se chora por quem ninguém pranteia? E, depois de tudo, como se retoma algo, como se vive novamente após perder um filho?

Voltei para casa com o vazio que só uma perda desse tipo pode proporcionar, sentindo-me numa espécie de limbo existencial. Marcada pela dor física e pelas cicatrizes emocionais, estava exaurida. Porém, todos ao meu redor continuavam seguindo adiante. O silêncio sobre a perda era ensurdecedor. Perguntavam como eu estava, mas não queriam realmente saber — as pessoas não sabem como lidar com uma dor dessa natureza. Para elas, não houve um bebê, não houve uma criança que se foi. A gestação, por mais real e vívida que tenha sido para mim, parecia ser irrelevante para o mundo. "Estava bem no início", diziam, como se isso diminuísse a dor; "Vai passar", falavam, como se o meu luto e a memória do meu filho fossem apenas uma fase passageira.

Eu queria gritar, queria que vissem o vazio no meu coração, o vazio no meu ventre. Queria que as pessoas soubessem que, mesmo sem ter conhecido aquele ser que carreguei dentro de mim, ele foi real. Existiu em mim, nos meus pensamentos, nos meus sonhos, no meu corpo, em toda a minha alma. Não foi **só** um embrião ou feto perdido; foi uma vida interrompida, um futuro que eu já havia começado a imaginar.

Mas ninguém está disposto a ouvir isso. Alguns dias depois, todos se esquecem, deixam de se preocupar (se é que de fato o fizeram), e a mãe precisa engolir a dor e o pranto e seguir. O luto gestacional, pela morte daquele que nunca será visto nem celebrado, é negado à mãe e, por sobrevivência social, sufocado por ela mesma, silenciado.

Segunda perda: bênção e maturidade

Anos depois, veio minha segunda gestação e perda. Desta vez, porém, a experiência foi diferente.

Ainda mais, desde o início, fui invadida por uma onda de amor e plenitude. Era como se aquela vidinha que crescia em mim me doasse tanto amor quanto eu lhe dedicava. Algo inexplicável, que me preenchia, me fazia sorrir sem mais.

Quando soube que a gestação não evoluiria, com o claro entendimento do que eu não queria, aceitaria ou ouviria novamente e depois de anos me deparando com relatos quase sussurrados de mulheres sobre suas perdas, como se aquilo fosse algo a não ser comentado, vergonhoso, incômodo para quem ouve, entendi que devia respeitar os tempos: do corpo, da mente e da alma. Eu me sentia mais preparada, mais consciente do processo e, além de encontrar uma médica que me apresentou opções — "Você pode esperar", "Seu corpo é sábio e o processo pode ser natural", "É o seu tempo", "Acompanhe e esteja atenta a qualquer sinal diferente" —, o contexto inicial de pandemia de covid-19 fez que as recomendações fossem evitar internações desnecessárias. Então, decidi que iria esperar. Era uma chance de viver o luto, de permitir que meu corpo e meu coração se despedissem, de dar a mim mesma o espaço necessário para processar a dor da perda e, acima de tudo, de dar à minha gestação o reconhecimento que merecia, mesmo que o bebê nunca fosse conhecido pelo mundo.

Passaram-se muitas semanas, no entanto, para mim, foi uma oportunidade de dar àquela vida o valor que ela realmente tinha. O corpo se ajustava ao que estava acontecendo, e eu me permitia sentir cada sensação física e onda emocional. Com isso, vivi um luto mais palpável.

Entendi também a importância dos rituais de encerramento, de despedida. O ser humano, desde os primórdios, tem ritos de fechamento de ciclos. Faz parte do processo de recomeçar, de seguir. Assim, dei a mim e ao filho que não veria nascer uma despedida. Conversei com ele, agradeci por ter me escolhido, embora por pouco tempo, para acolhê-lo e amá-lo e, principalmente, por todo o amor que me permitiu receber — e como não ser grata por tanto? Também disse que, ainda que eu desejasse muito ver seu rostinho, segurá-lo e senti-lo, compreendia que sua missão — me curar da dor anterior — havia terminado e que precisava ir. Foi um momento solitário, mas também profundamente íntimo e libertador.

Então, segui confiando na sabedoria da natureza do meu corpo. Não havia ansiedade, não havia angústia, não havia a dor que me paralisara da primeira vez. Eu estava acompanhando meu corpo com paciência, autoacolhimento e respeito.

É incrível como tudo está tão conectado! Um dia, sem dores ou sangramentos intensos (como no cenário terrível que me costumavam descrever), o saco gestacional foi expulso naturalmente, sem deixar vestígios, cicatrizes ou sequelas. O contexto todo deu ao meu coração, à minha consciência e ao meu corpo a chance de encerrar o ciclo de forma completamente diferente, sem pressa, sem julgamentos e com a aceitação de que aquilo era um processo.

A cura pela despedida

O luto gestacional é um processo único e profundamente pessoal. O que me ensinou a segunda perda foi a importância de dar espaço para a dor, sem tentar suprimir os sentimentos com a pressa de seguir em frente. Da primeira vez, eu me senti forçada a negar meu luto, a esconder minha dor. Da segunda, tive a oportunidade de vivê-lo plenamente. Esperar o tempo da minha alma e do meu corpo e ter uma despedida consciente me deram uma nova perspectiva do luto e me proporcionaram a cura que eu não sabia que precisava. Percebi que é possível cuidar dessa dor de uma forma mais suave, permitindo-se sentir cada etapa sem ressalvas.

Quando um bebê se vai antes de nascer, o luto é uma dor invisível, muitas vezes, negada. Porém, vivenciá-la, por mais difícil que seja, é um passo importante para a cura.

Não há fórmulas para lidar com a perda gestacional. Cada experiência é única e o sofrimento que cada mulher vive é imensurável e pessoal. Por isso, o não reconhecimento do peso dessa perda nega à mãe já dilacerada o direito ao luto, é uma das formas mais cruéis de ignorar a dor de quem passa por isso. Quando a sociedade ou até mesmo os profissionais de saúde minimizam essa perda e seus impactos, ela se torna invisível, fica deslegitimada.

O luto não é algo a ser apressado ou calado. Permitir que ele se manifeste em toda a sua intensidade e complexidade é criar espaço para o reconhecimento da perda e, o mais importante, para o respeito à dor. Olhar para a perda gestacional como o que de fato ela é — a morte de um filho — e dar à mulher empatia que isso necessita é respeitar seu luto e possibilitar que ela o viva, encontrando o caminho para o entendimento e a cura.

As maternidades

Hoje, sou a mãe de três filhos: dois anjos de missão breve neste plano e um carinha incrível, que me faz um ser humano melhor diariamente.

“Uma sociedade sadia é empática e legitima os lutos femininos e maternos.”

Bartira Costa Neves

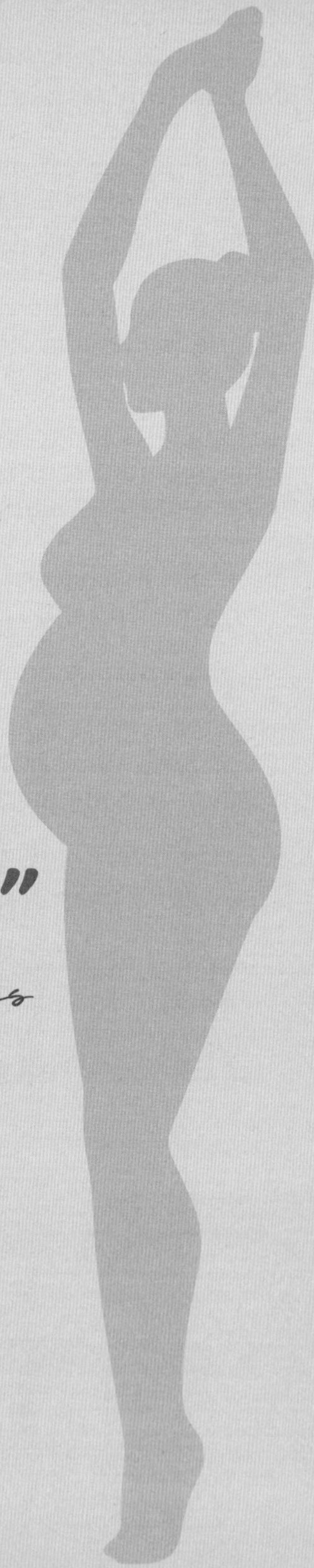

Que reflexões ou recordações sobre a maternidade este capitulo lhe traz?

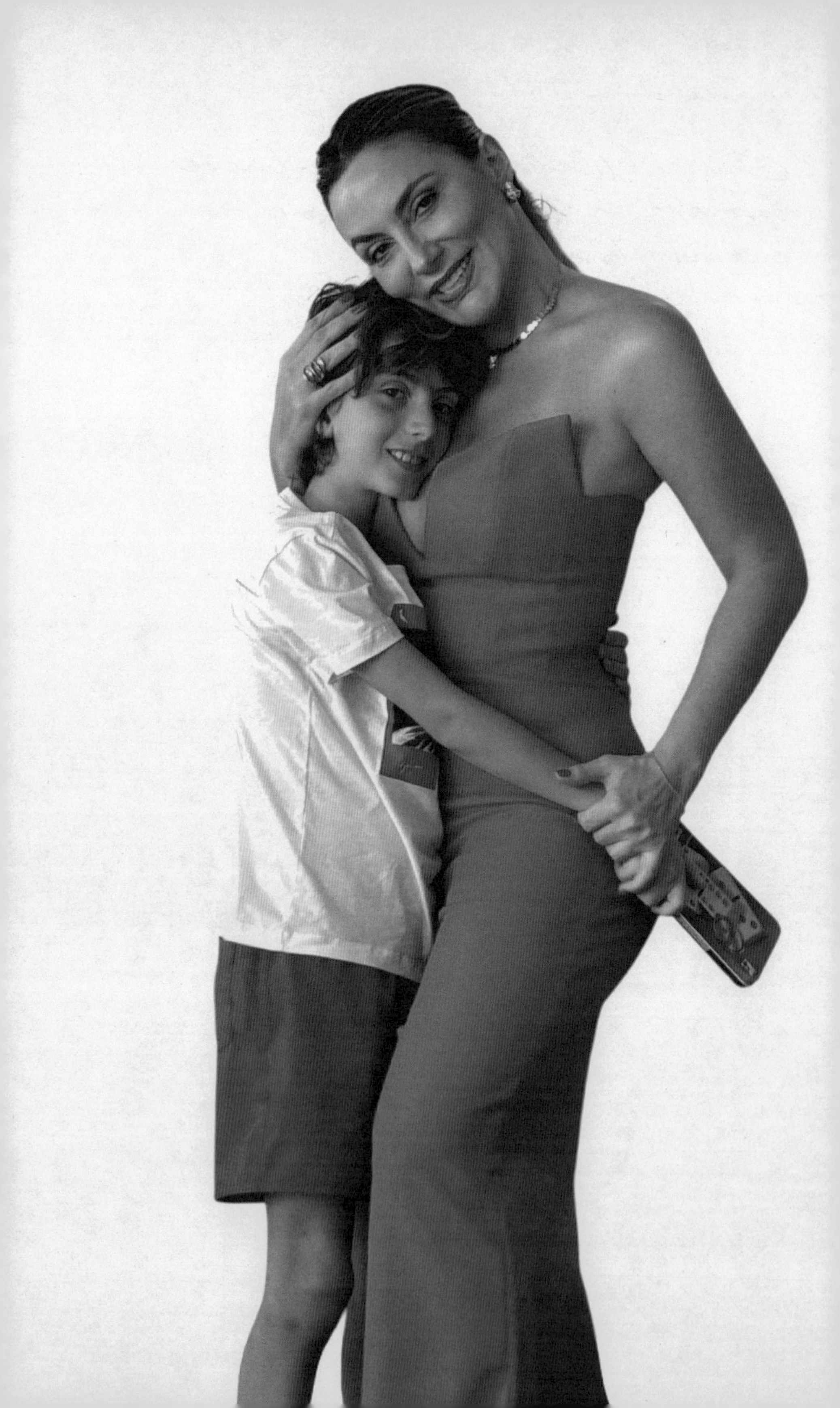

Cassiana Garcia

Sou Cassiana Garcia, empresária, filantropa e escritora. Fundadora do escritório de investimentos The Hill Capital e do Instituto Ampara Animal, há anos me dedico à conexão entre pessoas, causas e propósitos. Mãe do Cristiano, de 8 anos, vivo diariamente as dores e delícias de maternar, conciliando a maternidade com uma trajetória profissional intensa e cheia de significados. Minha maior inspiração está justamente nas relações humanas, nos afetos e nas transformações que a vida — e a maternidade — constantemente me ensinam.

cassianagarcia
Cassiana Garcia, CFP

Matrescência

Dores e delícias do maternar

3

Transformação materna: dos desafios ao amor maior

Por Cassiana Garcia

Receber o convite de escrever este capítulo foi uma honra. Nunca imaginei que um dia escreveria sobre a minha experiência como mãe — até por questões de estereótipos que ainda existem, como, por exemplo, eu ser uma mãe divorciada em uma sociedade preconceituosa, inclusive em escolas. Mas, hoje, sei que há valor em compartilhar, pois penso que talvez minhas vivências possam, de alguma forma, inspirar, ajudar ou contribuir para o crescimento de outras mulheres. Não trago verdades absolutas, apenas o relato sincero de como tudo aconteceu comigo e como foi para mim.

Vivemos em uma sociedade que, infelizmente, ainda se prende a estereótipos e a julgamentos superficiais, em que a aparência frequentemente se sobrepõe à essência de cada pessoa. Essa tendência não só limita o entendimento verdadeiro, como também contribui para a escassez de conexões genuínas, criando barreiras que dificultam a troca sincera e empática entre indivíduos. Ao compartilhar minha experiência, convido cada um a refletir sobre a importância de olhar além do que se vê e valorizar a autenticidade de cada trajetória.

Quando descobri que eu estava grávida aos 34 anos, foi uma maravilhosa surpresa. Não posso deixar de contar as inúmeras vezes que rezei, pedi a Deus na minha fé inabalável que me desse a oportunidade de ser mãe; foram inúmeras as vezes que de joelhos no chão pedia humildemente e, então, entendi que minhas orações foram atendidas.

Minha gravidez foi muito tranquila. A sensação hormonal e espiritual que tive foi uma das melhores da vida — me arrepio só de lembrar da sensação de paz e tranquilidade, nada me abalava, o mundo poderia cair que eu estava plena.

Chegadas as quarenta semanas de gestação, com um bebê muito calmo na barriga, meu filho então escolheu nascer de cesárea. E assim foi, em 27 de janeiro de 2017, às 14h32, chegou o Cristiano. Eu percebi que era mãe quando ele deu seu primeiro berro; então entendi que agora era sério. Após o parto, tive fortíssimas dores da cirurgia que me incomodavam muito.

Amamentei e tudo no hospital parecia tranquilo, até chegar em casa. Eram horas de choro que traziam um enorme desespero por achar que algo estava errado, e a privação do sono pela amamentação me fez sentir um luto naquele momento. Eu queria a minha mãe para me acalmar e dizer que estava tudo bem, e então percebi que na maternidade, eu estava sozinha.

Foram meses desafiadores, pois percebi que não poderia fazer apenas o que eu queria, afinal, tinha um bebê em meus braços, e a ruptura com esse egoísmo, embora dolorosa, se fez necessária. Antes de um(a) filho(a), somos o centro da nossa própria existência. Escolhemos com liberdade, pensamos em nossos próprios desejos, estruturamos a vida em torno de nós mesmas. E então, de repente, essa lógica se desfaz. Esse processo é doloroso não apenas pela renúncia que se impõe, mas pelo confronto com partes de nós que antes não exigiam explicação. A maternidade nos obriga a sair de cena como protagonistas absolutos e a ceder espaço a outro ser que passa a precisar de nós com uma intensidade inimaginável. Não há manual para essa transição e o ego resiste, às vezes de maneira sutil, outras vezes de forma avassaladora. Falar sobre isso é um tabu, mas é libertador.

Demorou para eu entender que, no exato momento em que decidi romper com meu egoísmo, eu colheria frutos que vieram com o tempo. Ao renunciar partes de mim, descobri novas dimensões do amor. Aprendi que cuidar não é perder-se, mas expandir-se; que renunciar, muitas vezes, é também ganhar. E que, ao deixar de ser o centro da própria vida, passaria a enxergar o mundo com um olhar muito mais generoso e humano.

Quando voltei ao trabalho, foi muito mais doloroso do que eu poderia prever. Sempre amei minha carreira, tenho orgulho da trajetória que construí, mas, naquele momento, não queria voltar. Não queria sair de casa e deixar meu filho tão pequeno. Por fora, estava impecável. Por dentro, estava em frangalhos. Respirei fundo e me mostrei forte. Voltar ao trabalho não significava apenas retomar minha rotina profissional; era um choque de realidade. O modelo presencial, com a rigidez de horários e o tempo perdido no trânsito, permitia-me passar apenas uma hora por dia com meu filho, o que me corroía. Sentia que estava vivendo uma vida que não fazia mais sentido e, ao sentir essa dor, pensei em tantas mulheres que, diariamente, enfrentam a mesma situação, obrigadas a escolherem entre seus filhos e suas carreiras. Senti um profundo amor e compaixão por todas elas, pois eu também era uma delas. Hoje, escrevo e represento essa experiência por todas nós.

Voltar ao banco, naquele ambiente rígido, frio e impessoal... Estava decidido: não era mais para mim. O mundo corporativo, especialmente em determinados setores, pode ser cruel com mulheres e mães. A pressão, a competitividade vazia e a necessidade de provar constantemente o próprio valor, somadas à convivência com pessoas tóxicas que drenam energia e minam a autoestima, tratam a maternidade como um "empecilho" e não como uma potência.

Sim, eu tive um *burnout*. Um colapso provocado pelo estresse acumulado, que se intensificou com o início da pandemia da covid-19. Eu estava esgotada, completamente drenada. O estresse desnecessário no ambiente corporativo e o peso de estar longe do meu filho levaram minha mente e minha alma ao limite. Era um cansaço que não se resolvia com descanso ou sono. Meu corpo estava ali, mas minha alma pedia socorro. Precisei mudar, me reencontrar. Foi meu filho que me deu forças para seguir. E naquele fogo, naquela dor, nasceu uma clareza que eu ainda não tinha tido: eu não precisava renunciar à minha carreira, eu precisava reformular a forma como trabalhava, construir algo novo, algo que fizesse sentido para a Cassiana, mãe, mulher e profissional.

Esse relato reforça minha convicção de que vivemos em uma sociedade movida por um fluxo incessante de informações, uma sociedade acelerada pela tecnologia, em que as pessoas operam, muitas vezes, no modo piloto automático. No meio desse turbilhão, há algo que permanece invisível: o cansaço das mães. Pouco se fala sobre isso. Pouco se enxerga, mas ele está ali, silencioso, disfarçado entre rotinas exaustivas e cobranças intermináveis. Hoje, as mulheres precisam cuidar da casa, do trabalho, dos filhos — e essa carga é imensa. É física, mental e emocional. É o peso de ser tudo para todos o tempo todo, sem margem para pausas, sem espaço para falhas. Precisamos trazer essa realidade para o centro das discussões, falar sobre o esgotamento que tantas mulheres enfrentam, sobre a culpa que carregam, sobre a sensação de nunca serem suficientes. Porque, hoje, mais do que nunca, vejo o quanto as mães estão cansadas, e ignorar essa verdade não faz com que ela deixe de existir.

Falando em dores e delícias de maternar, das muitas dores que acompanham a maternidade — as que fazem parte do crescimento e nos ensinam sobre resiliência, paciência e amor — nenhuma se comparou à dor de ver meu filho sofrer por escolhas feitas por adultos que preferiram a exclusão ao diálogo. Foi a dor de vê-lo carregando as consequências dessas escolhas que me marcou. Em vez de uma conversa aberta entre mães, optou-se pelo conforto imediato de "retirar o problema da sala", um gesto que, embora disfarçado de zelo, trazia o peso do preconceito e da falta de escuta.

É difícil explicar a sensação de ver um(a) filho(a) sofrer pela ausência de pontes entre adultos. Talvez, o mais triste seja perceber que, mesmo entre mães e mulheres — que tantas vezes falam de sororidade —, ainda falte espaço para acolher a diferença, para olhar o outro com menos julgamento e mais generosidade.

Para concluir, minha maior delícia é vivenciar que o amor de mãe é o único capaz de nascer junto a um filho e se transformar infinitamente a cada dia. É um amor que não tem manual, mas que sabe exatamente o caminho. É entrega que não exige reconhecimento, é presença que acalma, é colo que cura e olhar que protege, mesmo sem palavras. Ser mãe é descobrir uma força que jamais imaginou ter e uma vulnerabilidade que jamais imaginou sentir. É sorrir no meio do cansaço, é chorar escondida, mas levantar sempre. É se perder e se reencontrar mil vezes, ao ritmo dos passos e tropeços do(a) filho(a), como se a vida fosse uma dança improvisada — mas repleta de beleza.

No maternar, vivem-se pequenos lutos e nascimentos diários. A mulher que se conhecia dá espaço a uma nova versão de si mesma — mais sensível, mais potente, mais inteira. Nem sempre é leve, mas sempre é verdadeiro. No fundo, maternar é uma travessia em que se experimentam as dores e delícias mais intensas da vida. E é justamente isso que faz da maturescência um processo tão transformador — a arte delicada de abraçar, com o coração aberto, todas as dores e delícias de maternar.

"Maternidade: onde
cada desafio se
transforma em amor;
cada lágrima,
em recomeço; e
cada dor, em um
florescer."

Cassiana Garcia

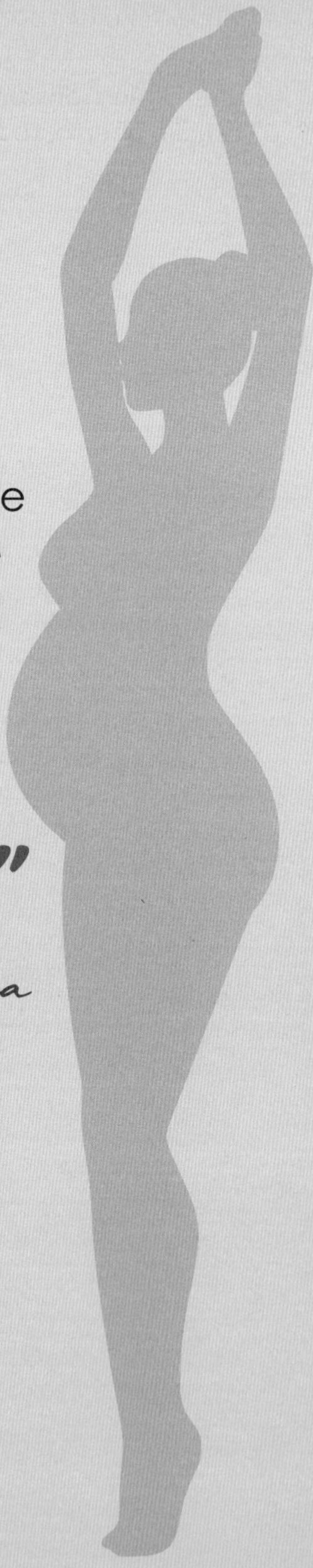

Que reflexões ou recordações sobre a maternidade este capítulo lhe traz?

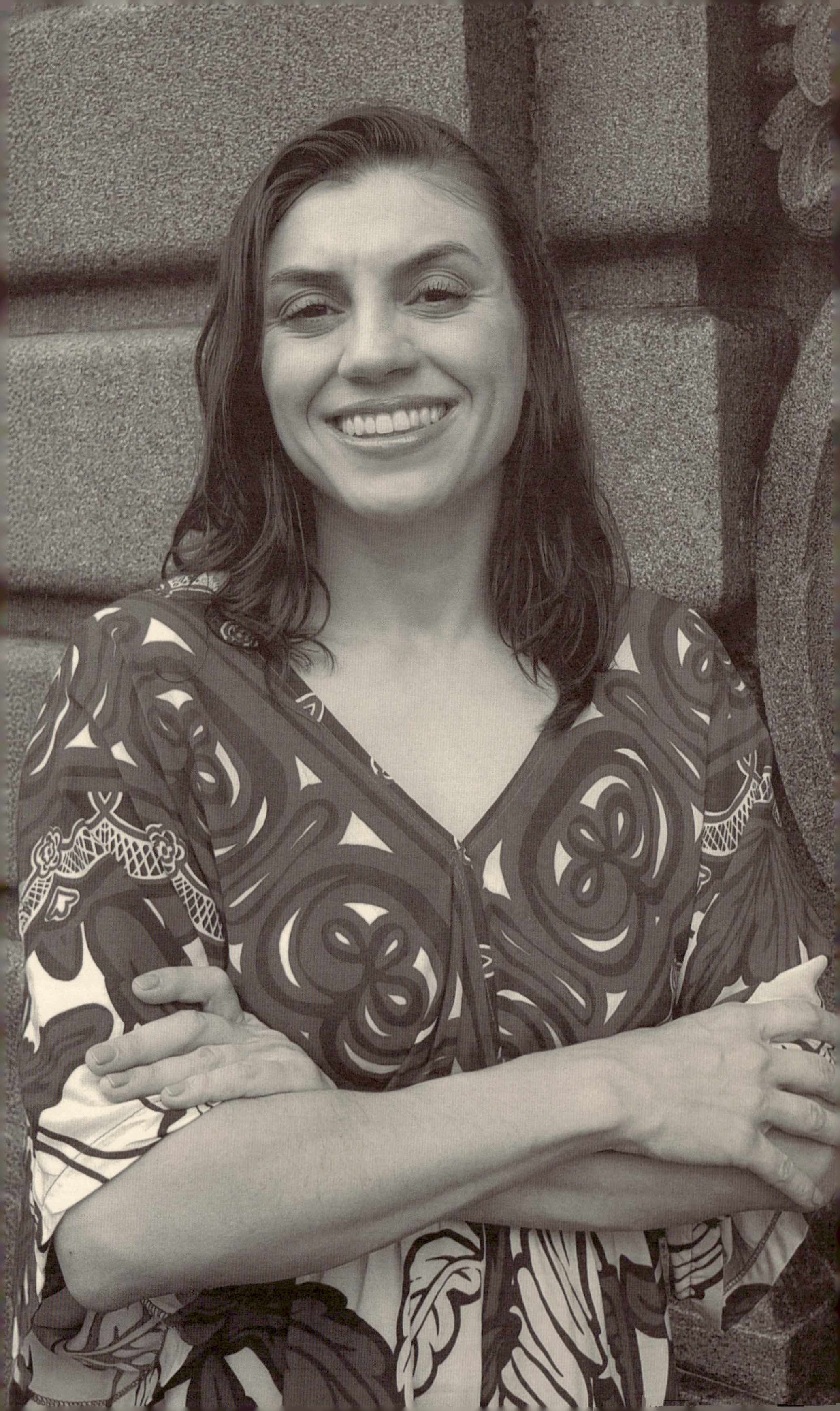

Chris Lofer

Se você me encontrasse em algum lugar, me apresentaria a você como: "Eu sou Chris, prazer!" e não precisaria de muito tempo para compartilhar que hoje estou mãe dedicada, coleciono plantas, legos, bons livros e memórias marcantes, como os dias em que caminhei mais de 900 km na peregrinação de Santiago de Compostela.

Fui contadora durante quase 15 anos. Trabalhei como voluntária em um abrigo de idosos e atendendo no Centro de Valorização da Vida (CVV, 188), onde percebi que podia fazer diferença na vida das pessoas.

Estudei artes, música, línguas, turismo, Direito, Filosofia, design, desenvolvimento humano e me descobri uma típica nexialista. E, se você está lendo essas linhas agora, significa que também resolvi me aventurar a escrever.

chrisloferescreve
chrisloferescreve@gmail.com

Matrescência

Dores e delícias do maternar

4

Maternar: um caminho de retorno à nossa identidade

Por Chris Lofer

É sacrifício; é entrega; é renúncia. E qual amor não é assim? Qual amor não exige de você olhos fechados e peito aberto? Você mergulha na experiência mais transformadora e avassaladora da sua vida: aprende e ensina através do maior amor do mundo. Você se encontra completamente apaixonada por um ser que ainda nem existe, que não faz ideia de quem seja, do que gosta, qual sua personalidade e, mesmo assim, você o ama e o deseja, não importa como, nem onde, nem por quê. Só de ouvir o seu coraçãozinho e sua respiração, todo o resto perde o significado e tudo faz sentido. Toda a sua trajetória de vida ganha um enorme senso de dimensão e todo seu futuro se torna um grato presente. O mundo inteiro se torna preto e branco, só para você poder ensinar as cores e colorir tudo de novo com ele. O mar volta a ter a sensação de paz e aventura que tinha antes; o sol volta a brilhar diferente; os animais, as árvores, as flores e todo e qualquer ser vivo ou objeto voltam a receber seus nomes, pois você terá que apresentá-los a ele. E, assim, você conhece um mundo inteiramente novo, e também surge um ser humano novo dentro de você, um ser humano que vai viver a loucura mais sensata de sua vida: assim nasce, uma Mãe[1].

Quando escrevi esse poema chamado "Assim nasce, uma Mãe", estava inspirada pelo meu oitavo mês de gravidez. O desejo de ser mãe não surgiu na minha juventude; a ideia de ser inteiramente responsável por outra vida me assustava. No início de 2009, eu era recém-casada, estava no último ano da faculdade e nem cogitava ter um filho, mas meu marido era louco para ser pai. Ele fantasiava situações com a criança e até a chamava pelo nome. Na época, respeitou minha decisão de adiar; mas, apenas dois anos depois, eu ouvia de seus lábios, em uma cama de hospital, lutando contra um câncer terminal, que ele havia entendido o porquê de eu ainda não ser mãe, pois ele não poderia estar ao meu lado e vê-la crescer. Ele tinha 31 anos, e eu, 27.

1 Nota da autora: A vírgula presente na frase "Assim nasce, uma Mãe" foi mantida de forma intencional. Embora, segundo a norma gramatical, não se use vírgula entre sujeito e predicado, aqui ela foi empregada como licença poética, para criar uma pausa dramática e simbólica. Ela representa a pausa sagrada antes do nascimento e o reconhecimento do que nasce — uma Mãe. A autora assume a responsabilidade por essa escolha estilística, entendendo que a pontuação também pode servir à emoção da linguagem.

Amadureci compulsoriamente. A vida exigiu de mim, três anos depois, mais do que pensei que poderia suportar, quando meu pai, que desejava profundamente um neto, resumiu minha família em duas mulheres viúvas: minha mãe e eu, sua única filha. O sentimento de que gerar e parir uma nova vida era uma forma de não deixar algo nosso morrer cresceu dentro de mim. Alguns anos depois, estive em um relacionamento no qual, ironicamente, os papéis se inverteram: eu queria muito ser mãe e ele não se sentia preparado para ser pai. Minha frustração só aumentava, então, para caber nessa relação, abrir mão daquele desejo que já havia se tornado um sonho virou realidade.

Meu falecido marido já entendia sobre os propósitos da vida; que nada é por acaso e que tudo ocorre para um bem maior e tem o seu tempo certo, mas eu estava próxima disso. Em 2019, após minha cachorrinha de estimação falecer uma semana antes do meu aniversário, decidi tirar um ano sabático em busca de me reencontrar. Larguei absolutamente tudo e fiz o caminho de Santiago de Compostela. Durante o caminhar, um peregrino me contou que o lindo casamento de muitos anos de seu amigo chegou ao fim, pois ele queria ser pai e a esposa não. Pouco tempo depois, ele conheceu a mãe de seus filhos e ambos realizaram seus sonhos juntos. Naquele momento, toda minha trajetória fez sentido. Quando retornei de viagem, em terapia, soube que as perdas eram os motivos pelos quais eu acreditava que não merecia ser feliz e ter uma família. Então, para estar em uma relação e não abrir mão do meu sonho, permiti que a vida o tornasse realidade.

A vida é simbólica e extremamente pedagógica. Eu completei as quarenta semanas de gestação no exato dia 25 de dezembro, uma data especial para comemorar o nascimento de um filho; e, na véspera de Ano-Novo, deixava o hospital com minha nova vida, literalmente. Entre uma data e outra, vivi dias viscerais. Mircea Eliade diz que o sagrado é a função de dar sentido, logo, um parto não deixaria de ser algo sagrado e repleto de significados. Sexo, vida e morte, os três grandes conceitos da nossa existência humana, estavam lá, se alternando entre as infinitas contrações que tinham força e vontade próprias; eu as podia observar, quase que em um transe, como ondas selvagens em um mar revolto, que, após aparentemente destruir tudo, entrega calmaria às suas águas. Isso me permitiu compreender perfeitamente o poder da presença e do momento presente: o agora. Quando eu estava em contração, estava inteiramente presente na dor, então ela deixava de ser minha, apenas por mim passava. Quando não estava, mesmo que por poucos minutos, sentia por inteiro um estado de paz.

Em algum momento, devemos deixar a escuridão e encontrar a luz; ele precisava fazer isso e rápido. Eu era o portal. Após mais de 24 horas e a utilização do vácuo pela terceira tentativa, ele nasceu, revelando a maior dicotomia: vida e morte. Morria uma pessoa e nasciam outras duas. Ele era o milagre da vida personificado; e aquela mulher antes de parir não existia mais. O meu novo eu segurava um bebê nos braços; sem entender o porquê, levaram-no às pressas em uma incubadora para a UTI. Eu havia me tornado mãe de UTI antes mesmo de entender que havia me tornado mãe. Ao segurá-lo nos próximos dias, não conseguia criar aquela conexão que tanto ouvia falar. Não tive tempo de me recuperar, estava exausta do parto e era muita informação. Meu bebê nasceu com um pneumotórax, e foram três dias sem fim. Eu tinha medo de me entregar àquele tão famigerado "maior amor do mundo" e não poder vivê-lo em sua plenitude; eu tinha medo de ir embora do hospital sem ele e sem mim.

Sou muito grata às mulheres que me cercam. Na minha família, são tantas mães, avós, tias e primas, exemplos de força e resiliência. Tenho amigas e profissionais incríveis, mas, naquele momento difícil, duas histórias me ajudaram. Antes de mim, minha mãe perdeu dois bebês. Eu ainda era criança quando soube, e isso pode ter ficado no meu inconsciente, pois, muitas vezes, tinha receio de viver a mesma coisa. Ela me disse que aprendeu com o ocorrido, ficou mais atenta durante a próxima gravidez e, mesmo questionando as razões daquilo, se sentiu confiante e tentou mais uma vez. Ainda bem. Minha obstetra também foi mãe de UTI, mas recebeu alta antes do bebê. Ela precisou voltar para casa e encarar o quarto que o aguardava vazio, na incerteza se ele seria preenchido. As lágrimas brotaram quando a ouvi dizer: "Eu viveria tudo de novo, pois experimentei a força de um amor que, por um segundo, fez tudo valer a pena". Minha alma só tocou o significado daquelas palavras quando chegamos em casa.

Foi transcendental. Eu literalmente passei por outro parto: o do amor. Era real, inquestionavelmente. Aquela conexão inexplicável arrebatou o meu peito, eu chorava e ria ao mesmo tempo, eu me sentia extasiada e desnorteada. Entendi por que algumas pessoas dizem que morreriam pelos seus filhos, mas soube, com todo o meu ser, que eu viveria por ele cada segundo.

E como eu vivi. A sequência insana de eventos me levou à exaustão. Meu bebê não dormia, só chorava; e eu também. Ele teve disquesia intestinal seguida do não ganho de peso. Eu me recusei a dar fórmula, mesmo com receio do meu leite materno não ser suficiente; ainda bem, pois amamentá-lo o curou quando teve covid-19 aos 4 meses. Aos 6, revelou alergia ao ovo e tive que adaptar toda a alimentação por mais de um ano. Depois, foi o crescimento anormal do crânio; tão pequeno e já fez tomografia. Nesse pouco tempo, já tínhamos ido à fisioterapeuta, osteopata, fonoaudióloga, neurologista e alergista. Foram tantas lutas consecutivas que eu não conseguia curtir a maternidade.

A última delas foi quando eu aprendi a confiar no meu instinto materno; segurei meu filho nos braços e senti que ele estava bem, independentemente do diagnóstico de uma fratura do crânio até o osso orbital, após ele cair do carrinho de bebê na minha frente e eu não poder fazer nada para evitar. Vivi dias de culpa enquanto estive com ele na UTI, mas pude refletir sobre toda minha maternidade até ali. Admiti que estava fazendo o meu melhor, que merecia viver um maternar mais leve me cobrando menos e que tudo o que vivi são aprendizados que me permitiram evoluir, me tornando mais consciente de mim mesma e do mundo à minha volta. Negar algo dentro de si pode nos manter presos a ele; aceitar, por outro lado, nos permite transformá-lo. Como dizia Jung, aquilo a que resistimos, persiste.

Então, tudo valeu a pena? Sim! Fernando Pessoa não me deixa mentir, pois a alma não era pequena. Eu tive que passar além da dor para passar o Bojador. E as delícias do maternar? Estavam todas lá. Não faria sentido Deus ao mar dar o perigo e o abismo, se nele não espelhasse o céu.

É um privilégio e um enorme prazer poder ajudar um ser humano a se desenvolver e descobrir o mundo ao seu redor. O amor por um(a) filho(a) exige coisas de nós que vamos adquirindo no caminho, na própria prática do maternar. Os filhos revelam, por meio de seus comportamentos, o que devemos mudar em nós; e, quando mudamos, curamos nossa ancestralidade, através de uma quebra de ciclos de dor e traumas que passam de geração em geração. Nossas identidade e felicidade são uma construção diária, por isso buscamos ser seres humanos melhores, pois nossos filhos aprendem com nossos exemplos.

Maternar é dar luz ao mundo através de nós. Embora os filhos nasçam de nós, eles não são nossos, são da ânsia da vida por ela mesma, como disse Khalil Gibran. E é essa mesma vida que exige que sejamos pontífices entre os seus valores, virtudes e nossos filhos; por meio do amor à verdade e sabedoria, e do que realmente somos, da nossa verdadeira identidade.

Recentemente, presenciei um emocionante reencontro de almas: uma criança, movida pela saudade e alegria de rever a pessoa que ama, correu em sua direção, com seus braços abertos e o sorriso mais puro no rosto. Essa era minha criança interior, totalmente curada. Eu e ela brincamos de escrever este capítulo — uma jornada repleta de autodescobertas e transformação —, enquanto meu filho e meu marido, ao meu lado, me provaram que o amor realmente tudo sofre, tudo crê, tudo espera, tudo suporta.

"Maternar é dar luz
ao mundo através
de nós. É sermos
pontífices entre o
amor e nossos filhos.
É um caminho de
retorno à nossa
identidade."

Chris Lofer

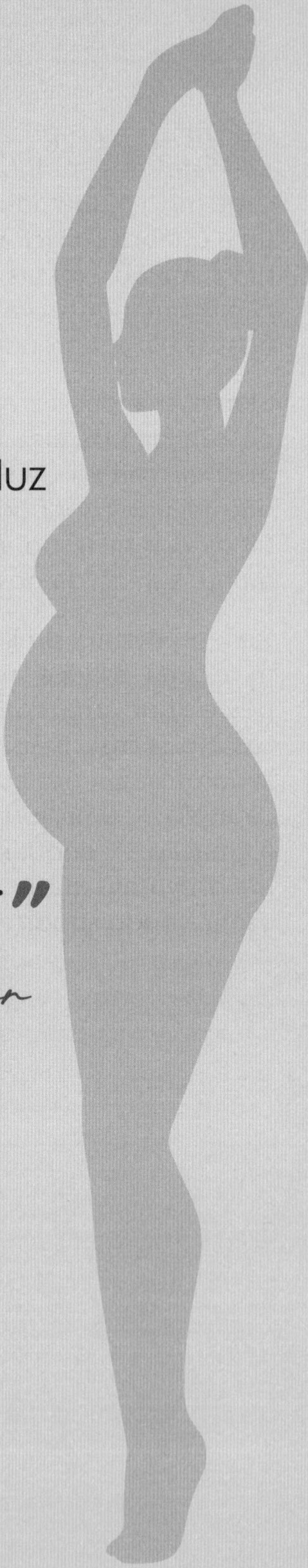

Que reflexões ou recordações sobre a maternidade este capítulo lhe traz?

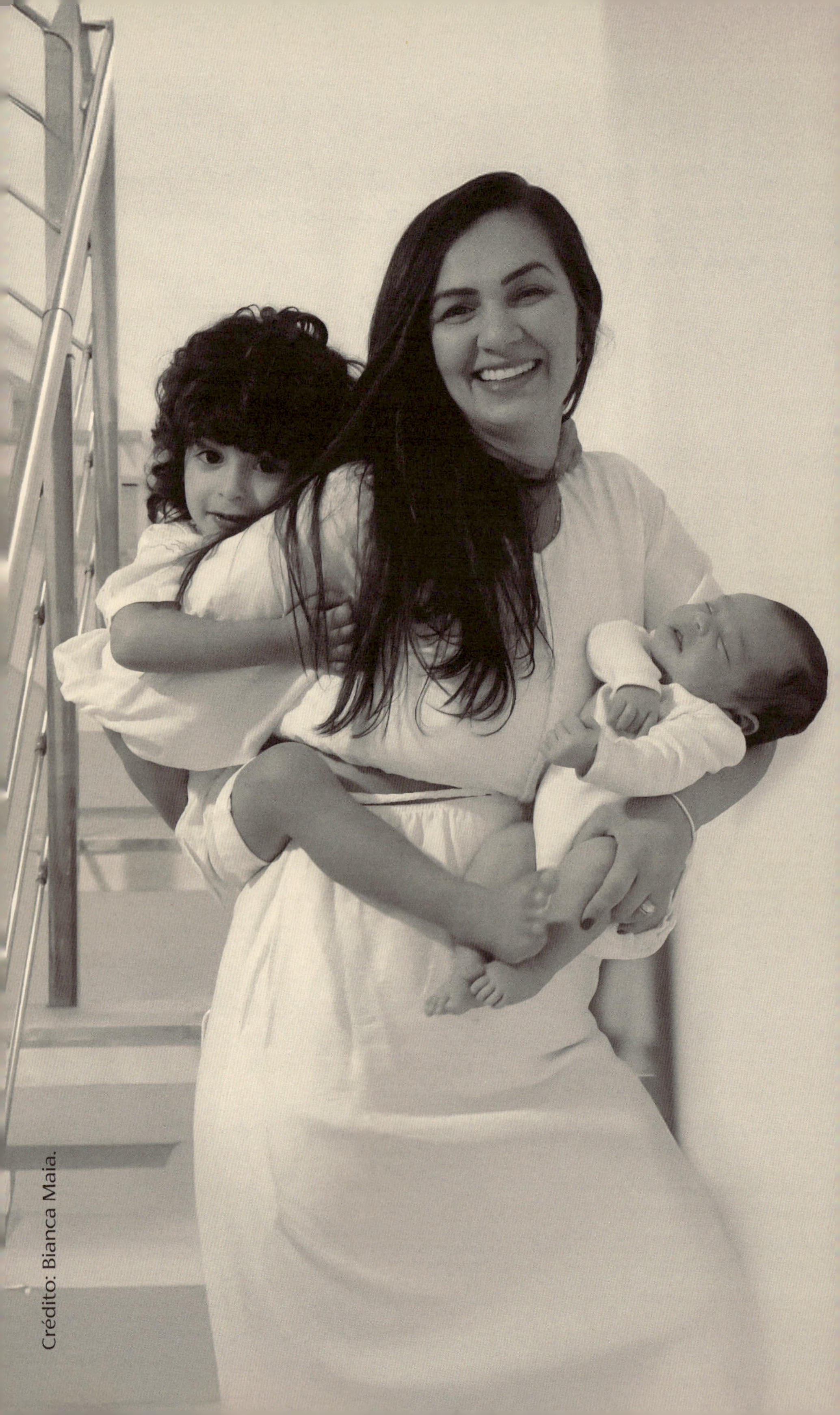

Crédito: Bianca Maia.

Françoize Diniz

Sou Françoize Diniz. Natural de São Bento do Norte/RN, resido em Cajamar/SP com meu esposo Binho Trindade, com quem sou casada há dezesseis anos, e meus filhos, Rafael e Lucca.

Sou mentora de mulheres e fisioterapeuta pélvica. Formada em Reabilitação Aplicada ao Esporte, já ministrei mais de duzentas palestras sobre diversos temas de saúde. Atendo mulheres e homens que buscam um tratamento com respeito e resultado efetivo. Também sou criadora do Clube Feminna.

Quem vê essa moça na foto ao lado, não imagina que nem as unhas ela pintava. Cara leitora, você está acessando um material de cura e desejo genuíno de ser instrumento na vida de pessoas. Tudo é possível quando Deus é seu sócio.

francoizediniz

+55 (11) 99967-3321

francoizediniz@gmail.com

Matrescência

Dores e delícias do maternar

5

Faça as pazes com sua biografia

Por Françoize Diniz

A maternidade me salvou. Forte isso, não é mesmo? Não há como ignorar a grandeza de ser portal de outro ser humano; seria muita covardia não valorizar tamanho milagre. A maternidade não é perfeita, mas é sobrenatural. Neste capítulo, vou lhe mostrar que ambientes e referências de nossa infância têm o poder de direcionar nas tomadas de decisão e comportamentos, mas nunca serão o destino. Sua família pode a amar muito, mas ninguém se moverá para mudar o incômodo e a inquietação que são só seus. Somente você é responsável pela sua felicidade, sucesso e resultado. Lembre-se: ninguém deve nada a você.

Prefácio: Oscar Schmidt, ex-jogador de basquete.

Hoje, vivo a construção e concretização dos meus sonhos, mas já adianto que não foi sempre assim. Por muito tempo, eu me considerei uma mulher incrível, uma mulher maravilha — empoderada, dona de mim, que aguenta tudo, que resolve tudo... até a maternidade chegar. E vou lhe contar, viu? Não é fácil sustentar essa estrutura de guerreira em uma sociedade opressora, que cobra tantas demandas para a mulher. A maternidade foi um divisor de águas em minha vida. Ela trouxe à tona minha melhor versão e uma culpa terrível, pelo simples fato de querer inserir um filho em minha antiga vida, sem renunciar a nada e sem ajustar nada. Claro, sofri!

Entendi que era a hora de voltar ao passado e ressignificar algumas coisas, me conectar com aquela Fran criança e adolescente, para compreender por que eu tinha certos comportamentos e atitudes que me faziam sofrer e lutar. Acredito muito que o autoconhecimento e a identidade ativada são a chave para a liberdade e felicidade do ser humano. Nasci em 1987, em São Bento do Norte, no Rio Grande do Norte. Com 4 anos, fui "trazida", sem minha vontade, para São Paulo/SP, pelo mesmo motivo que muitos nordestinos vinham antigamente para o estado: em busca de uma vida melhor.

Naquele momento, já começa o primeiro dilema: escassez — o medo de faltar antes mesmo de faltar; algo que vinha dos meus pais e das influências familiares. Chegando em São Paulo, minha mãe, que já tinha eu, minha irmã Regia e meu irmão Rony, engravidou dos meus dois irmãos gêmeos, Deiferson e Jeferson. Então, tive meu primeiro questionamento sobre o que era ser mulher. Eu e minha irmã tínhamos que primeiro fazer os bebês dormirem para poder brincar e o meu irmão não tinha condição nenhuma para brincar, era só ir.

Nesse período de infância para adolescência, eu sofria muito *bullying* na escola, por ser nordestina, ter nome diferente, ter sotaque e ser baixinha. Entretanto, minha mãe, sem nem ter noção do poder da presença e do amor dela, me dizia: "Seu nome é de artista", "Sua terra é linda", "Você é uma princesa", "Você é amada". Então, logo eu me fortalecia e vencia todos os dilemas, não deixando que as palavras ruins de meus colegas de turma entrassem em meu coração. E isso me tornou uma pessoa muito confiante.

Durante a adolescência, joguei futsal. Nunca gostei de boneca; sempre tive amizades com meninos, justamente por essa energia masculina que jorrava em mim. Namorei a primeira vez aos 17 anos, tarde para a época. E todo esse comportamento, de alguma maneira, mesmo inconscientemente, era fruto de eu perceber que homens tinham uma certa vantagem e que eu não podia ser fraca — não dava tempo de ser fraca.

Meu pai, durante minha adolescência, resolveu voltar para sua terra natal. Foram quase dois anos de desafios, escassez, falta, dúvida e arrependimento. Infelizmente, passamos necessidades, a ponto de não faltar à escola porque a merenda era nossa única refeição do dia. Por conta disso, já tive muito problema com a comida; hoje, algo resolvido. Ver meus pais vulneráveis e tão jovens passando por aquela situação foi muito difícil. Naquela época, também pude testemunhar, mais uma vez, a força de minha mãe em tomar a frente das situações, não ligar para aprovação de ninguém e, como uma leoa, salvar a todos nós. Meu pai, com vergonha da família e dos parentes, travou, mas obedeceu e ouviu nossa súplica. Resumindo, viramos o jogo. Voltamos para São Paulo e recomeçamos.

Nesse período, entendi que se eu não fizer acontecer e gerar as oportunidades, as coisas não vão mudar. Minha referência de força, mais uma vez, era fortalecida. Eu admirava muito minha mãe. Ela é maravilhosa. No entanto, eu também percebia como ela se cansava com tudo isso. O projeto de vida dela sempre foi a família; ela sempre fez tudo para que as coisas funcionassem, até assumir papéis que não são dela. E isso também vem acompanhado de muitos bloqueios. Meu pai é o ser humano mais incrível que conheço: amoroso, carinhoso, com muitos valores e essência simples. Porém, em todas as minhas viradas, foi minha mãe quem me segurava. Hoje, entendo e aceito tudo com muita leveza. Tenho gratidão pela vida dos meus pais; eles fizeram e fazem de tudo por nós. Veja como é injusto cobrar perfeição de pessoas que não tiveram vidas fáceis; que viveram com falta, fome, frio, vergonha, medo, dor e, sem terapia, conseguiram cuidar de cinco filhos em São Paulo — isso aí é raro demais, temos que respeitar.

Minha mãe sempre disse que eu podia tudo, então acreditei. Ela dizia que ser nordestino em terras estranhas era um privilégio; que ter esse nome diferente era luxo. Então, isso deixou de ser um problema para mim. Ela me ensinou que eu podia mudar qualquer condição.

Logo cedo, entendi que tinha que trabalhar sério para conseguir estudar e ter uma chance de mudar a realidade. Trabalhei no chão de fábrica, em uma empresa multinacional da minha cidade em Cajamar/SP. Eu trabalhava à noite e estudava na parte da manhã. Dormia quatro horas por dia e foi assim por sete anos. Entre graduação e pós-graduação, logo as coisas foram acontecendo e fui trabalhar na área como fisioterapeuta. Passei na seleção do SUS, setor privado e sempre sonhando em trabalhar em grandes clubes de futebol, atendendo atletas. Além de pacientes fraturados e em pós-operatório, lá também chegavam mulheres com queixas de disfunções, incontinência e outras questões pélvicas. Eu costumava rejeitar essas pacientes, mandando-as para outros colegas fisios. Eu indicava outros lugares; só de pensar em cuidar apenas dessa área tão sensível e feminina já me dava aversão. Logo veio a pandemia e, durante esse período na UTI e no pronto socorro, tive uma experiência espiritual — um dia falarei sobre isso com mais detalhes — e decidi que, quando terminasse o contrato do hospital, eu não renovaria e começaria o meu maior projeto: minha família.

E assim foi. Engravidei, mas perdi o bebê com quase 14 semanas. Foi horrível. Tudo isso me fez questionar toda as minhas decisões e o que estava fazendo com a minha vida, vivendo no "piloto automático". Eu tinha três empregos. Saía de casa às 7h e chegava às 23h. Eu me sentia a mulher mais produtiva e incrível do mundo, mas, no fundo, eu estava minando meu casamento e minha saúde mental. Como tudo foi sempre com muito custo e sofrido, se eu estivesse com a vida muito tranquila, fácil e não na correria, não me sentia valorizando as oportunidades; era como se eu não merecesse.

Após quatro meses, engravidei do meu filho Rafael. Tive uma gestação agitadíssima, cheia de instabilidade; eu me sentia muito ociosa e passei a consumir conteúdos sobre essa área de desenvolvimento humano e fisioterapia pélvica. Por ser gestante de alto risco, tive que trabalhar remotamente. Então, veio a fase de muitos questionamentos e frustações. Eu me perguntava como era possível estar vivendo o extraordinário — meu sonho de ser mãe — e não me sentir completa e plena. Eu estava entrando em crise por pensar que aquela poderia ser minha vida para sempre.

Eu organizava a casa, cuidava do meu esposo, do meu lar. Até renunciei a um dos trabalhos. Estava acontecendo tudo o que eu rejeitei a vida toda. Eu odiava a ideia, a sensação ou a possibilidade de ter uma vida igual à da minha mãe, que renunciou à carreira e até a ela mesma para cuidar dos filhos. Para mim, assumir esse papel era sinal de fracasso e fraqueza, afinal, essa não era minha referência de mulher incrível. Perdia noites de sono com isso. Então, como tinha tempo ocioso, comecei a me especializar nessa área da fisioterapia que cuida da saúde íntima de homens e mulheres. Fui me apaixonando e notando uma facilidade para executá-la — mergulhei de cabeça.

Nesse período, a gestação já estava avançando e outra objeção e rejeição foi vencida: usar vestido, já que todas as outras roupas não cabiam mais em mim. Foi muito desafiador. Contudo, algo aconteceu nesse período. Eu me sentia muito linda de "menininha"; meu feminino foi desabrochando. Logo o Rafael veio ao mundo e me arrebatou; um furacão de emoções e sentimentos. E, novamente, ao lutar contra a minha natureza de ser mulher, e com muita crise em relação à carreira, fui entendendo que não tinha como voltar e precisava me ajustar. Descobri que a essência da mulher reflete a beleza, a graça e a sabedoria de Deus. Ele, em sua infinita bondade, deu capacidade à mulher de gerar vida e nutrir com amor. Foi então que entendi que meu lar é o lugar mais poderoso que existe e que tudo começa pela nossa casa; que existem papéis dentro da família que não podem ser negociados ou substituídos; caso forem, podem gerar danos irreparáveis.

Mulher, se você chegou até este capítulo, eu creio que não foi por acaso. Não faça como eu. Se você decidiu ser mãe, não resista à maternidade. Você, mulher, não concorre, você coopera. Você não domina, você inspira. Você não destrói, você edifica. Dentro do seu lar, você é o eixo, o acolhimento, o pilar de honra e amor. Pode ter certeza de que seus filhos vão sentir isso. Não permita que a maternidade se torne um fardo.

Quando eu entendi minha verdadeira missão, as coisas se tornaram leves e fáceis, mas não perfeitas. Como é bom ter motivos para voltar para casa, querer ficar em casa, saber que há um ser humano totalmente indefeso que a ama, a acha incrível e que a espera todos os dias.

Quero inspirá-la, pegar em sua mão, acolhê-la e dizer que a pessoa que acabou de escrever este capítulo está com um filho de três aninhos dormindo no sofá e vivendo o puerpério com 25 dias de "parida". No mundo de tantas mulheres independentes, com três empregos — acredite, eu já fui essa mulher —, com vidas emocionalmente destruídas, eu escolhi ser mãe e viver as dores e delícias desse maternar.

“Quando duvidar de si, lembre-se de que Deus é a fonte. Ele sempre revelará Seu chamado.”

Françoize Diniz

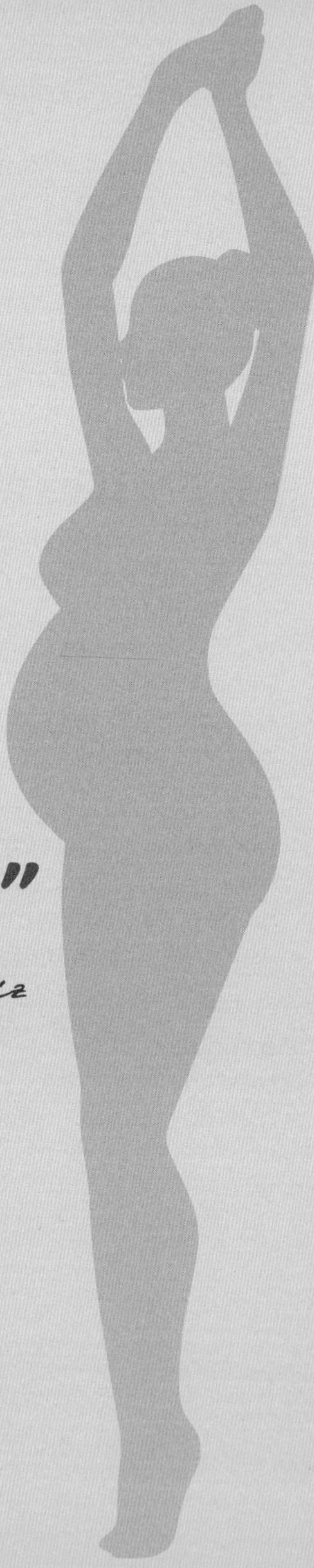

Que reflexões ou recordações sobre a maternidade este capítulo lhe traz?

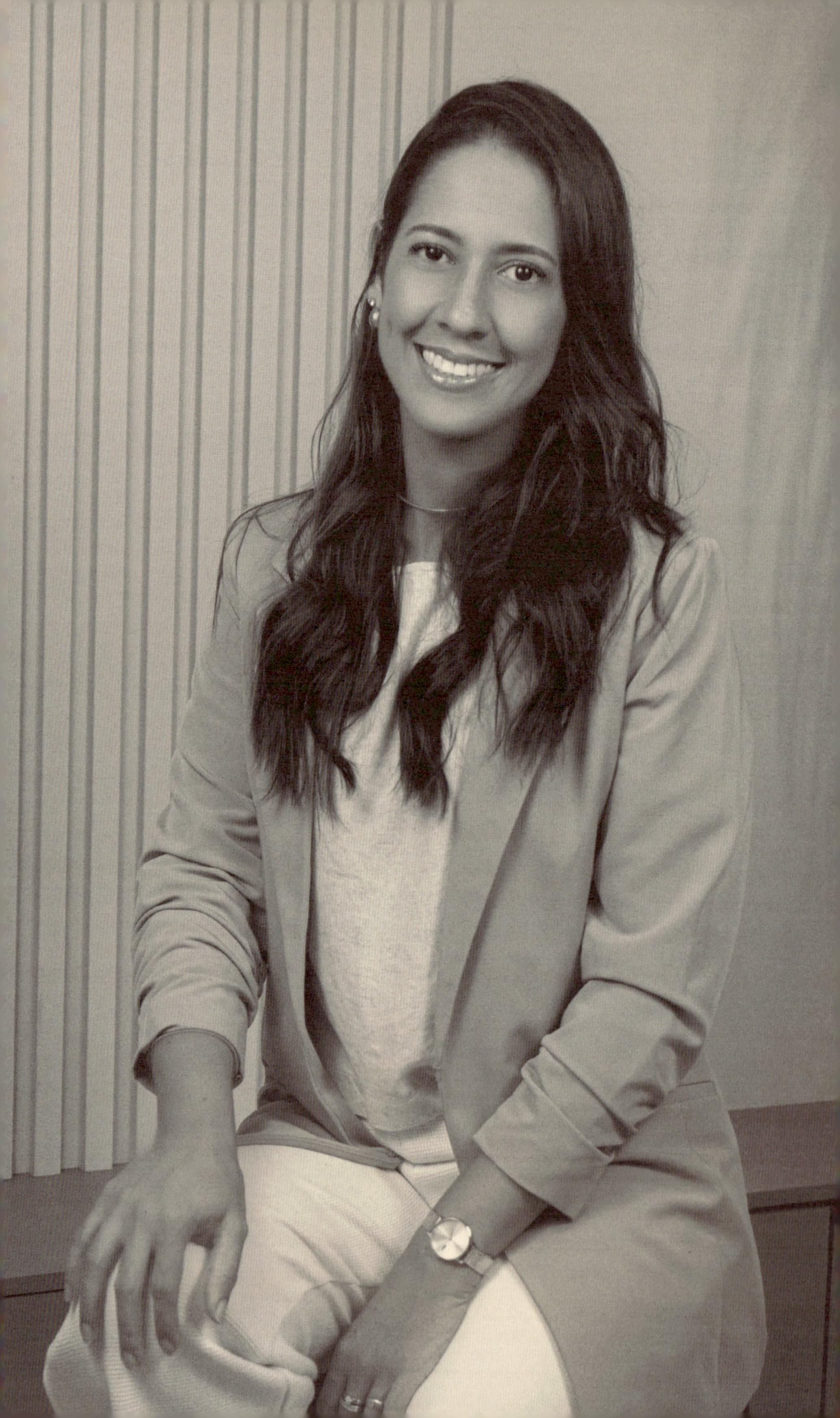

Géssica Silvestre

Sou Géssica Silvestre, natural de Jaguaquara/BA, e resido em Ubaitaba/BA com minha família: meu marido Silvestre Netto — com quem sou casada há dezesseis anos — e nossos quatro filhos, Asafe, com 15 anos, Judah, com 9, Antonella, 7, e Judith, 5.

Dedico minha vida, primordialmente, a cuidar do meu lar e dos meus filhos. Eles me deram esse privilégio e eu não trocaria esse papel por nenhum outro. A maternidade se tornou mais leve quando aprendi a viver um dia de cada vez. Compartilho nas redes sociais um pouco das minhas vivências maternas, experiências e aprendizados ao longo dessa trajetória, com o intuito de inspirar outras mães a encontrarem beleza e prazer em cada momento vivido com seus filhos.

morada.187

gessikalula@hotmail.com

Matrescência

Dores e delícias do maternar

6

A mãe que nasceu em mim

Por Géssica Silvestre

A maternidade é uma experiência única: ainda que você tenha muitos filhos, cada um trará um novo ensinamento e será usado por Deus para o seu aperfeiçoamento.

Antes de falar sobre o meu maternar, gostaria de compartilhar um pouco da minha história como filha. Tudo começa no interior da Bahia, quando, ainda grávida de mim, minha mãe ficou viúva; meu pai, um jovem rapaz, morreu em um trágico acidente de carro. Antes mesmo de me conhecer, ele já demonstrava me amar e se preocupar com o meu futuro. Isso o levou a fazer um pedido à minha avó: se algo acontecesse com ele, o seu desejo era que ela cuidasse de mim. E assim aconteceu. Depois que ele faleceu e eu nasci, meus avós assumiram essa responsabilidade, registrando-me e criando-me como sua própria filha. Eu era apenas um bebê e já carregava uma história de ressignificação.

Cresci sendo amada e tendo todas as minhas necessidades supridas. Tinha encontros eventuais com minha mãe biológica e uma boa relação, dentro dos limites das circunstâncias. No entanto, minha adolescência e juventude foram marcadas por um desequilíbrio emocional e espiritual que me levou a comportamentos inadequados. Inevitavelmente, as consequências das escolhas erradas me frustravam mais a cada dia, até que decidi entregar o governo da minha vida a Cristo — uma experiência verdadeira que se tornou um divisor de águas, lançando-me ao futuro que Ele havia reservado. Minha vida começou a mudar e tudo se fez novo.

Naquela época, eu não tinha perspectivas futuras de construir uma família; vivia minha rotina diária de trabalho e comunhão com a igreja. Mas, nesse contexto, conheci o homem que futuramente seria meu marido e pai dos meus filhos. E assim, casada, aos 22 anos, tive meu primeiro filho, iniciando uma jornada incrível chamada maternidade.

O ano era 2009. Depois do casamento, eu me mudei de cidade. Posso garantir que, além de não ter nenhuma experiência, eu também não tinha muita afeição pela infância. Contudo, logo vi esse cenário mudar completamente quando recebi, em meus braços, meu filho Asafe.

E ali estava eu: mãe de primeira viagem, recém-casada, em uma cidade desconhecida e sem a minha família. Muitos eram os desafios a enfrentar e, naquele momento, em concordância com meu marido, decidi abrir mão de perspectivas futuras de uma carreira secular ou títulos acadêmicos para me dedicar exclusivamente à minha família. Eu sabia que estava fazendo a escolha certa, mas não tinha a visão dos frutos que colheria com essa decisão.

Preciso dizer: ter o privilégio de priorizar a infância de um filho é um presente inestimável. Em toda jornada, o começo guarda a essência — é ali que lançamos as sementes do que virá. E esse momento, tão delicado e valioso, não volta, é único.

E, nesse relacionamento intenso, lidando pela primeira vez com todos os aspectos da maternidade, fui vendo minha vida ser transformada. Eu era exposta, todos os dias, a novos desafios, e, muitas vezes, eles pareciam grandes demais para suportá-los. Certamente, a entrega — o primeiro sentimento com o qual uma mãe precisa lidar — começa a ser desenvolvida de maneira intensa. Entregamos nosso corpo, como espaço, para o desenvolvimento do outro. Entregamos nosso corpo, como alimento, para nutrir o outro. E seguimos entregando nosso tempo e serviço para garantir a sobrevivência do outro. Tudo isso em sincronia com a decisão de amar, que nos capacita a não desistir.

Vamos vendo o nosso egoísmo ser quebrado dia após dia, até o momento em que alcançamos o entendimento de que a maternidade é uma ferramenta de Deus para nos aperfeiçoar. Antes desse entendimento, muitas de nós iremos nos queixar, na nossa imaturidade, sem perceber o que está sendo formado em nós. Deus realmente nos ama e usa o amor profundo e verdadeiro que nutrimos por um filho para nos ensinar Seus preceitos e amadurecer os frutos que Ele espera que continuemos a produzir ao longo de uma vida.

Na minha primeira experiência como mãe, cometi erros repetidamente, o que, apesar de ser natural de quem está aprendendo, precisava ser corrigido; a impaciência, a rispidez, a falta de atenção aos cuidados básicos eram aspectos danosos que, em algum momento, fizeram parte desse tempo. A maternidade, por vezes, é exaustiva e nossas fraquezas são expostas nessas horas. Porém, precisamos compreender que tudo que tem um alto valor exigirá de nós muito esforço e dedicação.

Aqueles seis primeiros anos me dedicando à minha família eram como uma árvore que crescia desajeitada: ela estava se desenvolvendo, mas de forma desordenada; contudo, logo que era podada pelo Senhor, novos frutos, maiores e melhores, brotavam dela.

Meu primeiro filho seguia crescendo e as minhas habilidades, também. Então, após esses seis anos, nascia o meu segundo filho: Judah, um menino lindo e cheio de vida. Com ele chegavam novos desafios e aprendizados. A vida prática de cuidados com uma criança já não era mais um cenário desconhecido, mas, emocional e espiritualmente, ele era mais um ser humano único, com necessidades próprias. E, para compreendê-lo e guiá-lo no caminho certo, eu sabia que precisaria, mais uma vez, confiar na sabedoria de Deus.

A Bíblia fala que devemos ensinar a criança "no caminho em que deve andar e, até quando crescer, não se desviará dele" (Pv 22:6). Mostrar o caminho não é suficiente, mas andar junto nesse caminho se faz necessário para alcançarmos o objetivo final de vê-los homens e mulheres firmados em Cristo, com uma vida sólida e próspera.

Posso me lembrar de um episódio que ilustrou muito bem essa palavra e que guardei como ensinamento em meu coração: um dia, solicitei a meu filho mais velho que estendesse as roupas que estavam na máquina de lavar; ele prontamente desceu até a área de serviço e fez o que eu havia solicitado. Minutos depois, desci aos fundos para conferir se estava tudo certo e, ao chegar, me surpreendi com o cenário: as roupas, de fato, estavam todas penduradas, mas estavam exatamente da forma como saem da máquina - em "bolos", amarrotadas e amontoadas. Naquele cenário, não havia espaço para cobrança ou reprovação, pois eu nunca havia ido juntamente com meu filho mostrar-lhe como se estendem roupas. Que lição eu tive! Exatamente como o ensinamento bíblico: na vida, eu preciso caminhar com meus filhos, ensinando passo a passo, para que o propósito final seja alcançado.

As experiências do cotidiano materno estão cheias de facetas com preciosos ensinamentos que, se observados atentamente, nos permitirão extrair grandes lições que contribuirão para a nossa evolução e amadurecimento. É como uma escola, e estar presente nela todos os dias não irá garantir que, ao fim de um ano, eu seja aprovada, mas estar envolvida e empenhada me levará ao próximo nível.

A maternidade necessita de presença, de calor, de entrega e renúncias. Contudo, à medida que entregamos, recebemos muito mais. O meu segundo filho sempre me surpreendeu com demonstrações constantes de carinho. A maneira como o seu abraço é carregado de amor e afetuosidade me fez mais sensível — algo que, naturalmente, eu não cultivaria sozinha. Por meio desse relacionamento, também tive a minha fé fortalecida: na sua fase de até 5 anos, eventualmente ele tinha crises de convulsão febril que o deixavam num estado de muita vulnerabilidade. Eu me via impotente diante das circunstâncias, pois meus cuidados não eram capazes de controlar as adversidades da vida. Aquilo me mostrava ainda mais o quanto eu dependia de Deus e precisava descansar e confiar nEle. E Ele cuidou de nós em todo esse tempo, até que, ao fim da primeira infância de Judah, essas crises se encerraram e eu estava mais resiliente para lidar com novas situações. Nossa família continuava crescendo, agora com um aroma suave e delicado que prenunciava a chegada da minha primeira menina: Antonella.

Agora, mais do que nunca, eu seria o espelho de alguém. Sem dizer uma única palavra, um bebê pode nos fazer refletir sobre nossas vidas, nossas posturas e nossos comportamentos. Quando nos damos conta de que eles aprenderão muito mais ao nos observar do que com nosso falar, passamos a ponderar a maneira como lidamos com muitas coisas na vida.

Um dia, ouvi minha filha cantar parte de uma canção que eu nunca a havia ensinado, e, admirada, perguntei como ela tinha aprendido aquela canção. Ela respondeu que todos os dias ela aprendia uma parte porque ouvia seu pai cantar. Eu sempre cri no discurso de que a criança aprende com o exemplo, mas ouvir aquilo da minha própria filha foi muito relevante para ratificar o quanto éramos um modelo para ela.

Pouco mais de um ano depois do nascimento de Antonella, nascia a minha quarta filha: Judith. E ela nos trouxe muito mais motivos para sorrir e sermos gratos. A essa altura, eu já poderia dizer que a criação do quarto filho é mais descomplicada que a criação do primeiro, afinal, quanto mais se pratica a maternidade, mais fácil e aprimorada ela se torna.

As experiências com meus quatro filhos me trouxeram a compreensão de que não somos limitadas, mas que Deus nos dá habilidades conforme as necessidades. Essa realidade se aplica à vida: Deus tem um propósito para cada um e dá as ferramentas para que se cumpra. Pude testemunhar essas habilidades sendo geradas em mim à medida que filhos me eram acrescentados. Cada um deles carrega um propósito distinto nesta terra e está sendo preparado para alcançar seu destino em Cristo.

O mais bonito na maternidade é que, enquanto criamos nossos filhos para cumprirem seus propósitos, descobrimos que o maior deles se realiza todos os dias: aperfeiçoar a nós mesmas. Enquanto nascem de nosso ventre, a mãe dentro de nós também é gerada. Enquanto crescem e aprendem, amadurece uma mulher. Por isso, eu lhe digo: não subestime os processos, nem apresse o tempo. Cada lágrima, cada riso, cada noite em claro esculpe, em silêncio, a mulher que só poderia existir por causa deles. Porque, no fim, enquanto você os guia ao propósito que Deus traçou, é por meio deles que Ele revela o seu.

Bibliografia

BÍBLIA SAGRADA. Nova Versão Internacional (NVI). São Paulo: Editora Vida, 2010.

"Enquanto você guia seus filhos ao propósito que Deus traçou, é por meio deles que Ele revela o seu."

Géssica Silvestre

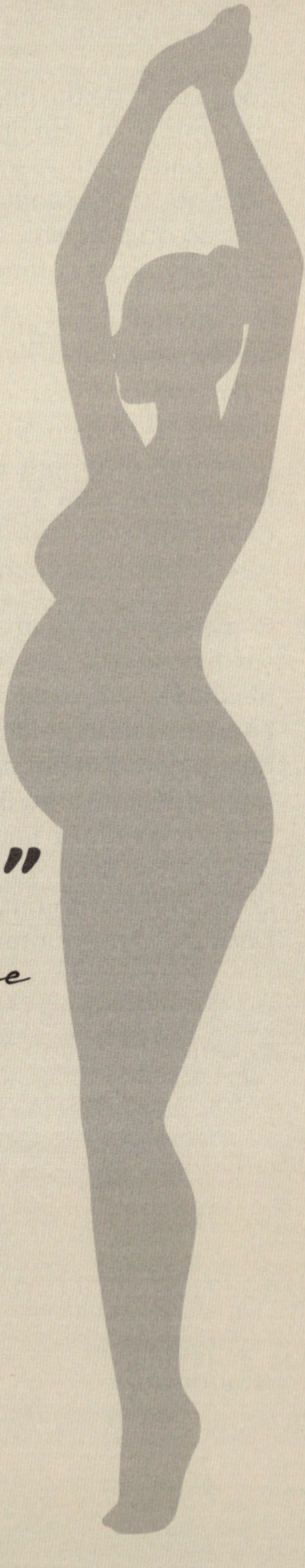

Que reflexões ou recordações sobre a maternidade este capítulo lhe traz?

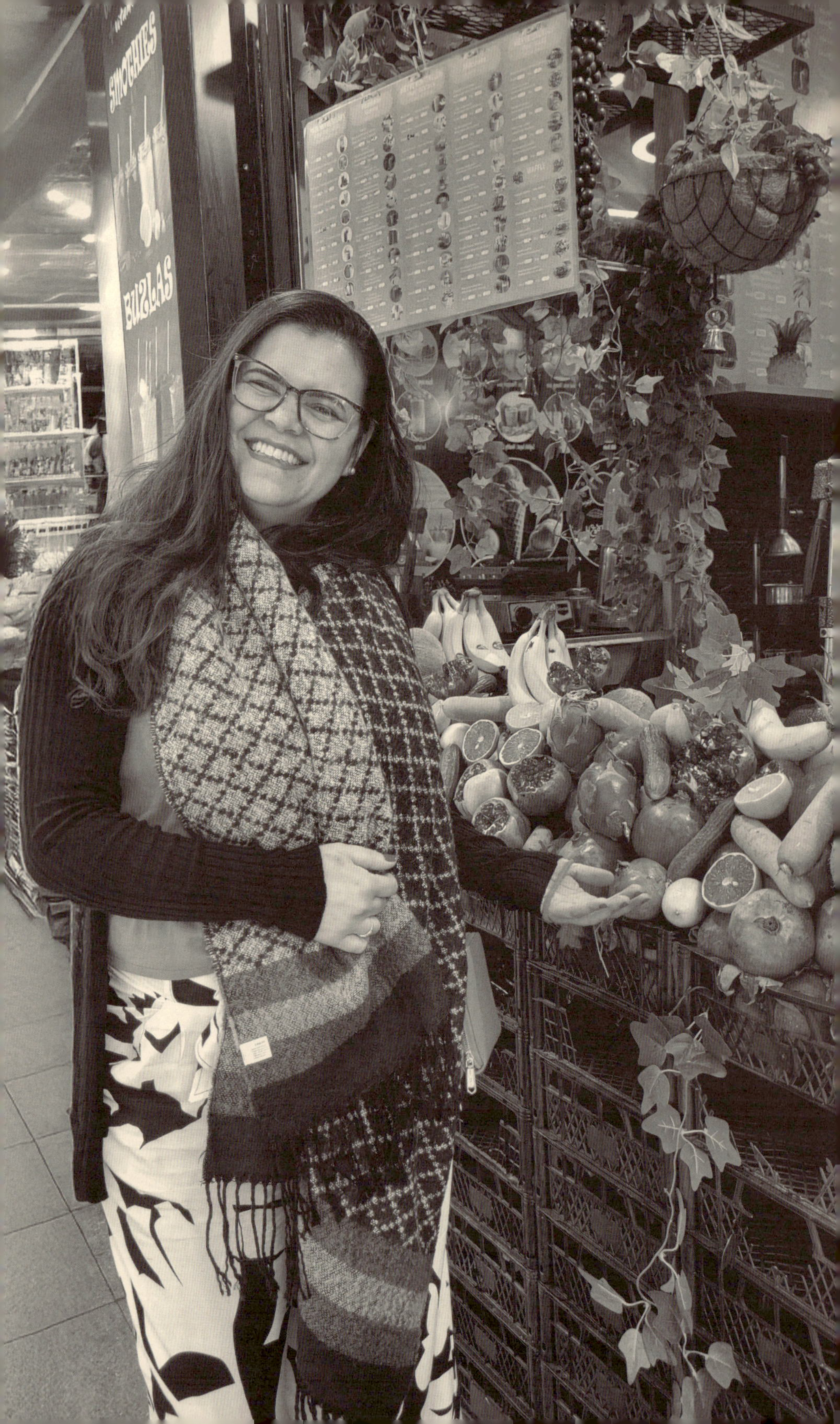
SMOOTHIES
BUZLAS

Gisélia de Oliveira

Sou Gisélia Cardoso de Oliveira, residente em Osasco/SP. Sou fruto da D. Maria Otávia, minha mãe amada, do Seu Geraldo, meu pai amado, e raiz da Vitória de Oliveira Ramos, minha filha amada de 13 anos.

Sou a fundadora da AmadureSer Captação e Capacitação de Talentos, terapeuta comportamental, gestora de pessoas e agora escritora. Tenho 24 anos de atuação em Recursos Humanos, cuidando, selecionando, desenvolvendo e orientando pessoas.

Como me batizou uma amiga querida, Deus me fez uma "lapidadora de talentos" formada pela vida que, apesar do nascimento no raiar da primavera, nem sempre foi tão florida assim. Contudo, pude passar pelas estações e aprender em todas elas. Por isso, hoje, posso contribuir com todos que me procuram com o intuito, acima de tudo, de enxergar sua real identidade e se apaixonar verdadeiramente por quem são.

giseliacoli

ama_dure_ser

+55 (11) 97313-2484

amaduresertalentos@gmail.com

www.amaduresertalentos.com.br

7

Do fruto à raiz

Por Gisélia de Oliveira

Manhã de domingo, sacola de feira nas mãos, uma menina feliz e animada para colher mexericas com sua mãe, que raramente podia estar presente. Ela trabalhava longe, mas aquele dia era separado para isso: colher as mexericas que carregavam as duas árvores do quintal. A mãe subia e a menina, entusiasmada, ficava lá embaixo com a sacola aberta para pegar as mexericas que, uma a uma, a mãe ia jogando lá do alto. Esse era o dia mais feliz dessa filha com sua mãe.

Essa menina era eu, com minha mãe heroína — era assim que eu a via. A mulher mais forte que eu conhecia. Ela não tinha medo de nada; era brava e defensora. Ao lado dela, eu estava sempre segura — minha referência. A única parte ruim era não tê-la sempre por perto; ela precisava trabalhar — muito e longe —, o que, para mim, não era fácil de aceitar.

Minha mãe se casou cedo, aos 18 anos. Logo engravidou e teve dois filhos, com um ano de diferença entre eles. Estava definido, seriam só eles. Mas, como nem todo plano do homem é também o de Deus, seis anos depois, em meio a uma séria crise conjugal, eu fui gerada. Não foi uma festa a notícia da gravidez; houve revolta, descontentamento, rejeição... No entanto, minha mãe assegurou com unhas e dentes que eu fosse gestada; sim, até o fim, a despeito de todas as dificuldades. O abandono afetivo e emocional regou esse período da vida dela. E, mais tarde, entendi que regou a mim também.

Nasci na madrugada do dia 23 de setembro de 1977. A primavera tinha chegado no dia anterior, no aniversário do meu pai. Talvez eu tenha sido o único botão de rosa que minha mãe recebera aquele dia. Foram tempos difíceis. Não houve acolhimento, amor ou sorrisos; ao contrário, houve dor, briga, muito choro e noites mal dormidas. Oito meses depois do meu nascimento, a separação se concretizou. Então, minha mãe foi em busca de emprego. Ela tinha três filhos para criar; não tinha tempo de parar e sentir dor.

Cresci vendo minha mãe provedora lutando pela vida. Trabalhando o tempo todo, estava sempre ocupada: nas cozinhas industriais onde trabalhava ou lá em casa, cozinhando, lavando, cuidando dos filhos; também, muitas vezes, ajoelhada, orando. Era meu orgulho, a minha mãe. A melhor de todas! Eu era a filha da D. Maria Otavia.

Ser mãe era difícil, eu pensava. Cresci, me casei, mas ser mãe demorou a chegar nos meus planos. Talvez devido ao medo dessa responsabilidade e a tantos desafios que vi minha mãe enfrentar. Será que eu conseguiria ser tão forte assim?

Mal percebia que já estava intrínseco em mim o seu modelo. Eu já exercia alguns padrões dessa mãe: a que cuidava. Era a amiga dos conselhos, a que gostava de ensinar e ajudar. Anos depois, já trabalhando, um dia, minha primeira colaboradora me abraçou e disse que eu tinha um cheiro gostoso, cheiro de mãe.

O elogio me soou estranho naquele dia. Os 30 anos chegaram, o corpo começou a mudar e a pedir pela maternidade, mas só sentia e deixava "para lá". Até que, aos 33, em uma troca e testes de métodos contraceptivos, "surpresa!" — a vontade do corpo foi atendida. E agora? Eu estava grávida! Eu seria mãe! Em maio de 2011, recebi meu teste positivo, em meio a muita dor no baixo ventre.

Passados alguns dias, minhas emoções estabilizaram; ficou a alegria, o amor. Ao contrário de mim, minha filha foi muito amada e desejada, por mim e pelo pai. Que delícia gerá-la e esperá-la. Ela trouxe tantas novas sensações. Eu me sentia potente, forte, linda, radiante. Eu me enchi de sonhos, ideias, contagem de dias, decoração... Queria saber tudo, aprender tudo, sentir tudo — cada etapa, cada borboletear, cada movimento, cada ondinha. Era tanto amor que até transbordava.

O amor que operava em mim, gerando aquele ser no meu corpo e realizando o milagre da vida, exalava em meus poros, me trazendo ainda mais vida. A cada dia, minha gratidão e fé aumentavam e minha intimidade com Deus também.

Em meio a tudo isso, surgiu um pensamento, ou seria uma sensação, que trouxe medo — o medo de não poder criar meu bebê. Chorei e orei exatamente assim: "Senhor Jesus, me permita não só gerar, mas me deixe também criar meu bebê". Semanas depois, eu entenderia a razão dessa oração.

Tudo seguiu bem. Chegamos ao exame de ultrassonografia que revelou que minha princesa estava a caminho. Minha menina, meu botão de rosa estava sendo gerado. Que privilégio, que dádiva, que presente! Meu mundo iria se tornar rosa e eu precisava me acostumar. O engraçado é que eu pensava: "Será que vou saber cuidar de uma menina?". Eu nunca fui a delicada, sabe, e pensava nas coisas simples: eu precisaria aprender a fazer tranças, fazer "frufru", ser mais vaidosa para ensiná-la a ser também... Será que eu conseguiria?

Na vigésima primeira semana, a calmaria deu uma pausa. Comecei a sentir dores fortes. Idas e vindas ao hospital, sem definição. Meu quadro se agravou e fui internada às pressas. Eu já tinha um mioma há alguns anos, que nunca me deu problemas e que os médicos sempre me garantiram que não era caso cirúrgico. Porém, não foi bem assim, constataram que ele estava em processo de necrose, por isso as dores. Portanto, precisei ser medicada com remédios mais agressivos. Passados três dias de internação, recebi alta, mas ainda não estava tudo resolvido. Pouco tempo depois da alta, em casa, vieram os vômitos. Tratei logo de pedir para o pai da minha filha: "Chama minha mãe" — ela esteve ao meu lado o tempo todo que pode. A noite seguiu e nada segurava os vômitos. Retornei ao hospital, fui internada novamente e uma sonda nasogástrica trouxe o alívio, mas ainda não era a calmaria esperada. O dreno denunciou algo mais grave. Precisei, então, passar por uma cirurgia.

Desespero, dor. "Será que eu perderia minha bebê?" — era só o que vinha à minha mente. Ver o pai da minha filha, meu esposo na época, assinar um termo de responsabilidade, autorizando a cirurgia, devido ao risco de morte de nós duas, foi muito confuso. O médico foi tocado por Deus e pediu: "Tenho só duas horas para trabalhar; ela não pode ficar anestesiada mais do que isso. Então, enquanto eu estiver lá, liguem para as pessoas mais íntimas, e peçam que orem nesse tempo".

E assim foi. Só fiquei sabendo dessa situação depois. Um seleto grupo foi escalado a clamar, inclusive meu pai. Foi desafiador soltar a mão da minha mãe e do meu então esposo e seguir naquela maca para o centro cirúrgico, mas era o único caminho. Olhando o teto do corredor, naquela maca, imediatamente fechei os olhos e, em oração, fiz minha entrega a Deus: "Senhor, agora somos só nós. A ti confio as nossas vidas. Seja feito o melhor por nós". E a entrega se deu.

Vivi meu milagre. A cirurgia constatou que a necrose do mioma havia causado uma obstrução intestinal. O que o dreno sinalizou era, na verdade, um retorno intestinal. Milagrosamente, houve tempo. Não foi preciso retirar parte do intestino, como normalmente acontece nesses casos. Não era aconselhável retirar o mioma, para preservar com mais segurança a gestação. Limparam tudo e me fecharam. Curiosamente, isso tudo foi na véspera do aniversário da minha mãe, e eu pedi a Deus que não fosse minha morte a notícia que ela receberia naquela data especial.

E, graças a Deus, não foi. O que se seguiu foram dias de milagre. Fui para a UTI, alimentação parenteral, repouso total do aparelho digestivo por cinco dias, sete antibióticos, dependência total de apoio e cuidado. Ao contrário do que o cenário pudesse demonstrar, eu estava no deserto sim, mas o deserto ali se tornou meu oásis, meu refúgio. Eu era mimada pela enfermagem, cercada de atenção e cuidado. Eu só sabia que Deus tinha me recolhido, me isolado para cuidar de mim — quanta presença dEle eu vivi ali.

Às vésperas do meu aniversário de quatorze anos, recebemos a alta. A garantia total de que o desenvolvimento da minha menina não tinha sido afetado ainda não podiam me dar. O médico foi claro: "Vocês são duas sobreviventes, Gisélia. Nunca se esqueça disso. O que viveram aqui, nessa fase da gravidez, foi muito grave". Mais uma vez minha mãe enxugou minhas lágrimas e me incentivou: "Ore. Deus acalmará você". E isso aconteceu mesmo. Orei e tive uma visão nítida; vi meu útero coberto por duas asas, e tive a certeza: Deus guardou minha filha.

A gravidez seguiu tranquila; enquanto a flor era gerada em meu jardim, eu florescia. Cada ultrassonografia evidenciava o milagre que recebemos. O médico dizia: "Parece que ela não passou por nada do que vocês viveram. Está tudo bem, como antes da cirurgia".

Vitória — a propósito, o nome dado no primeiro dia na UTI — nasceu no dia 17 de janeiro de 2012. Que manhã inesquecível!

Ao dar à luz, pude ouvir o primeiro choro do fôlego da vida de minha filha e ver o choro cessar com a minha voz, que a acalmou — esse foi o primeiro superpoder que descobri que eu já tinha como mãe.

A minha manhã foi longa. Ela nasceu bem, mas eu entrei na cirurgia pós-parto. O médico que me operou anteriormente quis entrar no parto, com o ginecologista, para revisar a cirurgia e registrar o fato tão raro. Mas quando começaram, foram surpreendidos. Precisaram limpar todo o meu intestino, retirar meu apêndice e, finalmente, retirar o mioma necrosado — tudo isso na primeira manhã de vida da minha filha.

Ela botou a boca no trombone a primeira manhã toda — foram os relatos da família, que assistiam ela no vidro do berçário. Que alegria poder chegar naquele quarto e recebê-la em meus braços. O melhor prêmio que eu poderia receber após tudo aquilo. O leite desceu, mais um milagre; eu podia amamentar e nutrir minha filha. Eu era mãe. E minha filha, um milagre, veio perfeita, como Deus a desenhou.

Hoje ela tem 13 anos — 14 anos resgatando minha essência. Sigo aprendendo, desaprendendo e aprendendo de novo a cada fase. O processo é detalhado e não vale pular etapas. Temos que respeitar tempos, nos permitirmos errar e, acima de tudo, sermos o que viemos para ser. Afinal, se somos a terra escolhida para gerar aquela semente, é na nossa essência que estão os nutrientes que ela precisa para crescer e ser o que veio para ser.

Se posso deixar um recado para você, mãe, digo: aproprie-se do seu lugar de filha para, então, ocupar seu lugar de mãe. Passando de fruto da sua mãe à raiz do seu filho, cuide-se. Sem uma raiz saudável, não há fruto saudável. A fonte que a nutre também o nutrirá.

"Enquanto a flor era gerada em meu jardim, eu florescia. A maternidade nos traz uma segunda chance de conhecermos quem realmente somos."

Gisélia de Oliveira

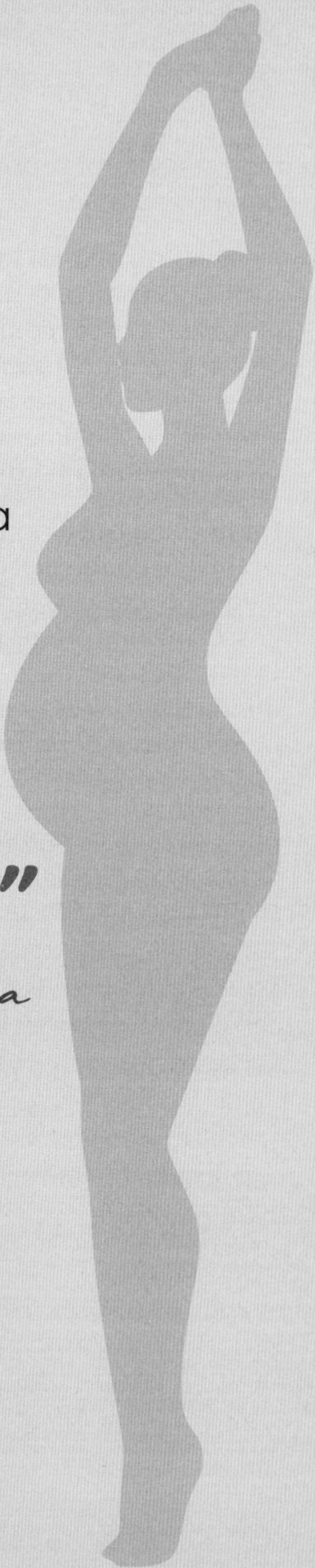

Que reflexões ou recordações sobre a maternidade este capítulo lhe traz?

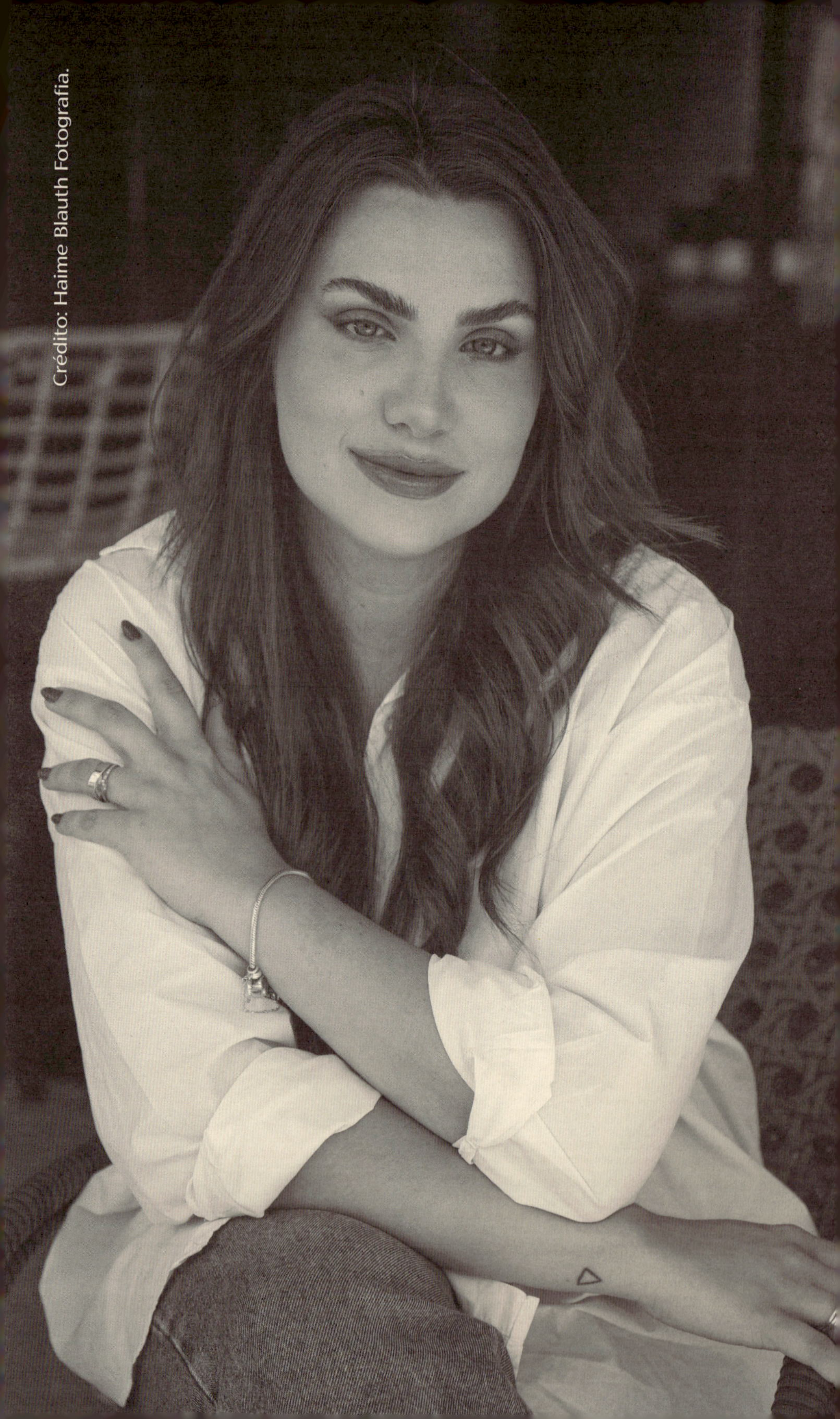

Crédito: Haime Blauth Fotografia.

Isabella Campos Reczigel

Sou Isabella Reczigel, moro em Atibaia/SP com minha amada família: meu esposo, Renan Reczigel, com quem compartilho dez anos de casada, e minhas filhas, Stella e Antonella.

Sou cristã, influenciadora e, acima de tudo, uma eterna aprendiz. Minha missão é despertar nas mulheres uma nova visão da maternidade, convidando-as a vê-la como um verdadeiro chamado divino, que as conecta à sua essência e ao seu propósito de vida.

A maternidade não é apenas um papel, mas uma jornada que revela nosso propósito maior. Meu desejo é ser fonte de inspiração e apoio, para que cada mulher viva seu propósito e intencionalidade, impactando a própria vida, sua família e todos ao seu redor.

isareczigel

isareczigel

Matrescência

Dores e delícias do maternar

8

Não era o que eu queria, mas era o que eu precisava

Por Isabella Campos Reczigel

A maternidade nos faz olhar para dentro de nós mesmas constantemente. São tantas renúncias, tanta entrega, que acredito ser o amor mais próximo do amor de Deus — é simplesmente dar sem esperar nada em troca. De fato, quando nasce um(a) filho(a), nasce uma mãe, nasce uma nova pessoa. Não de forma instantânea, mas é um processo que acontece diariamente. Fui abençoada por ser mãe de duas princesas, a Stella, de 6 anos, e a Antonella, de 4 anos.

Tenho muitas experiências, momentos que ficaram marcados. Contudo, de todas elas, a que mais quis compartilhar é sobre algo que transformou a minha vida de uma maneira que eu jamais imaginaria. Acredito fielmente que cada filho vem com um grande propósito, por isso são tão diferentes, mesmo tendo saído da mesma barriga. Costumo dizer que a Stella veio para me trazer a cura que eu nem sabia que precisava. Ela é igualzinha a mim quando eu era criança e me fez olhar para dentro de mim mesma, enfrentando questões mal resolvidas da minha infância. Tive que me curar de feridas antigas que estavam adormecidas para que, assim, eu pudesse quebrar ciclos e começar uma nova história.

Então, quando pensei que tudo estava indo bem, tive o meu primeiro "vale-*night*". Tivemos a brilhante ideia de usar a pílula do dia seguinte; os médicos dizem que a chance de dar errado é de 1%, e adivinhe? Eu fui o 1%. Por que será, né? A caminho estava meu milagre, a Antonella. Durante a gestação dela, confesso que não senti aquela mesma empolgação que tive na gravidez da Stella. Era como se eu não sentisse o amor imediatamente, por isso me perguntava se seria capaz de amá-la da mesma forma que amava a Stella. Mas, assim que ela nasceu, assim que ouvi seu primeiro choro e a vi pela primeira vez, eu a amei instantaneamente.

Foi algo inexplicável, algo que só se pode vivenciar. Antonella foi crescendo e, como toda mãe, eu a comparei com a Stella, o que é natural quando se tem mais de um filho. A referência que eu tinha era a Stella. Por volta dos 9 meses, percebi que Antonella já não sorria como antes, não brincava, não queria ir ao colo de ninguém. Ela não reagia quando a chamávamos. Foi quando eu disse: "Tem algo de errado", mas ninguém acreditava em mim e confesso que até me chamaram de louca. Com o tempo, comecei a acreditar nisso. O que muitos chamam de intuição, eu chamo de Espírito Santo. É algo muito especial que Deus nos deu, mas, infelizmente, muitas vezes não usamos com sabedoria — e foi o que eu fiz. Peguei a minha "intuição" e deixei de lado.

O tempo foi passando e os atrasos no desenvolvimento da Antonella só aumentaram. Isso foi torturante para mim, pois eu sabia que algo não estava certo, mas não sabia exatamente o quê. Até que fui impactada por um conteúdo no Instagram sobre autismo, postado por uma conhecida minha que tem um filho autista. Imediatamente a procurei e compartilhei com ela o que estava vivendo. Foi a primeira vez que pude me abrir com alguém que não me julgaria nem diria que eu estava louca. Ela me acolheu, deu as orientações que eu precisava para descobrir o que poderia ou não estar acontecendo.

Então, rapidamente, marquei uma consulta com um neuropediatra. Segui todas as orientações que ele nos passou. Iniciamos a fonoaudiologia, pois ela já tinha atraso na fala. Começamos a terapia ocupacional, pois ela tinha dificuldades sensoriais. Nós a colocamos na escola para ajudar na socialização. Fizemos três avaliações neuropsicológicas em lugares diferentes e realizamos alguns exames. Eu me lembro da angústia que senti durante todo esse processo. As incertezas eram imensas e as suposições sobre o que poderia estar acontecendo tomavam conta de minha mente. Seria ela uma criança atípica? A cada dia, mais dúvidas surgiam, mais perguntas sem respostas. E, então, finalmente, veio o diagnóstico. Todos os especialistas chegaram à mesma conclusão: sim, Antonella estava dentro do Transtorno do Espectro Autista (TEA) e nós, completamente perdidos, não fazíamos ideia do que isso realmente significava ou de como nossas vidas se desenrolariam a partir daquele momento.

Então, começou uma nova jornada de aceitação do diagnóstico, uma experiência profundamente complexa. Tudo começa com a perda da ideia do filho idealizado e segue até a fase de aceitação. Esse processo é muitas vezes comparado ao luto, pois envolve a superação de expectativas e a adaptação a uma nova realidade. E como eu disse, cada filho chega com um propósito único, nos ensinando algo valioso e nos desafiando a olhar mais para dentro de nós mesmos. A Antonella veio para desconstruir toda a minha visão sobre a maternidade e, ao mesmo tempo, me revelou ainda mais sobre o amor escrito em 1 Coríntios 13: "Tudo sofre, tudo crê, tudo espera, tudo suporta".

Passei por momentos de sofrimento, precisei acreditar, aprendi a esperar com paciência e enfrentei muitas dificuldades ao longo do caminho. Até que, um dia, alguém veio orar por nossas vidas, e Deus usou aquela mulher, que nem sabia o que estávamos vivendo, de uma maneira poderosa. Eu me lembro claramente de ela ter dito: "Eu vou curar sua filha". Naquele momento, eu me perguntei como isso seria possível, já que o autismo não tem cura, mas recebi aquela palavra com fé e a guardei no coração. A partir dali, decidimos fazer a nossa parte. Minha bolha foi estourada e eu pude viver a dificuldade de buscar o tratamento: enfrentar filas de espera, lidar com valores altíssimos, brigar com o convênio e chorar por não conseguir oferecer o tratamento de que minha filha precisava.

Foi nesse momento que os nossos milagres começaram. Deus nunca nos abandonou. Ele preparou uma clínica onde fomos abençoados, um lugar que não só atendeu Antonella, mas também Stella, permitindo que ambas recebessem o tratamento. Eu pude ver claramente a mão de Deus em tudo isso, especialmente porque Stella estava tendo dificuldades para entender a situação da irmã. Em meio a tantas terapias e desafios, fomos testemunhas de milagres e avanços que nos tocaram profundamente. Antonella, que não falava, começou a se comunicar; a que antes se machucava com comportamentos autolesivos, agora já não se machuca mais; a menina que rejeitava qualquer tipo de calçado, passou a usá-los com naturalidade; a que não brincava, passou a se divertir e explorar o mundo ao seu redor; a que não suportava certos tipos de tecido, começou a aceitá-los; e, até mesmo a que comia apenas com as mãos, agora usa talheres com facilidade. Foi então que eu percebi que não estávamos apenas vivenciando avanços, mas vivendo uma verdadeira cura, uma série de milagres. Deus, em sua imensa bondade, nos conduziu por cada passo desse processo, mostrando-nos que, mesmo em meio às dificuldades, Ele sempre estava presente.

Tudo isso foi extremamente importante para nossas vidas. Posso até dizer que foi libertador. Ter o diagnóstico em mãos cessou todos os questionamentos e dúvidas, e nos deu uma direção clara a seguir. Tivemos que sair da nossa zona de conforto, buscar conhecimento e estudar, para podermos entender melhor a Antonella, sem esquecer da Stella, que também passou por tudo isso conosco. Pude ver a transformação no meu esposo, que antes não era nada sentimental — até brincávamos que ele tinha o "coração de pedra". Hoje, o Senhor tocou sua vida, tornando-o mais sensível e empático.

E, sem dúvida, todo esse processo me fez amadurecer espiritualmente. Eu me aproximei de Deus de uma maneira profunda. Não estou aqui para romantizar o autismo, pois sou plenamente consciente de que ele traz consigo uma série de dificuldades, desafios, prejuízos e momentos intensos de luta que exigem resiliência e coragem para serem enfrentados. No entanto, também não posso cair na armadilha de demonizá-lo como um todo, pois, apesar de todos os obstáculos, foi por meio desse diagnóstico que vivemos uma transformação profunda e inesperada. Foi nesse percurso que pudemos testemunhar, de maneira única, a ação de Deus em nossas vidas, percebendo Seu cuidado e Seu amor. E, acima de tudo, aprendemos a valorizar os pequenos detalhes do cotidiano, as coisas mais simples, que antes passavam despercebidas, mas que, com o tempo, se revelaram como preciosidades. Posso dizer que o autismo da minha filha me salvou de mim mesma de uma forma que eu nunca imaginei. Ele me tirou do egoísmo e me forçou a olhar além das minhas próprias necessidades e desejos; ele me libertou da vaidade, da pressão da busca pela perfeição; ele me ensinou a valorizar os pequenos detalhes da vida, que antes eu ignorava. Através dele, encarei minha arrogância e percebi como ela me impedia de ver o mundo de forma mais ampla. Essa condição me desafiou a ser mais empática, me mostrando o quanto eu ainda precisava aprender sobre os outros e sobre mim.

Cada desafio trouxe um despertar, me fazendo perceber que há muito a aprender e crescer. Também me ensinou a ter paciência — algo que eu subestimava, mas que se tornou essencial. Em cada luta diária, o autismo me transformou. Hoje, finalmente entendi que não tenho controle sobre nada e que nem sempre as coisas acontecem como eu planejei ou imaginei. E, de certa forma, sou grata por isso, pois agora compreendo e aceito que a vontade de Deus é boa, perfeita e agradável, como diz em Romanos 12:2. Tudo o que aconteceu comigo e com minha família não foi por acaso; foi porque a vontade dEle prevaleceu, e isso me trouxe uma nova perspectiva. Às vezes, a vontade de Deus não parece boa, nem perfeita, nem agradável.

Há momentos em que a dor e a dificuldade nos cegam para a beleza e o propósito que Ele tem para nossas vidas. Mas, ao olhar com mais cuidado, percebo que, mesmo quando as circunstâncias parecem caóticas e incompreensíveis, elas contêm um propósito maior. A vontade de Deus, mesmo nas nossas imperfeições, é perfeita, porque ela nos molda, nos transforma e nos guia para algo maior. E, embora o caos nos envolva, sei que há algo bom que pode ser extraído de cada situação, no tempo certo, de maneira que só Ele pode compreender e orquestrar. Eu aceito agora que, mesmo quando não compreendo, a vontade de Deus sempre será o melhor para mim e para minha família.

Bibliografia

BÍBLIA SAGRADA. Nova Versão Internacional (NVI). Rio de Janeiro: Thomas Nelson Brasil, 2021.

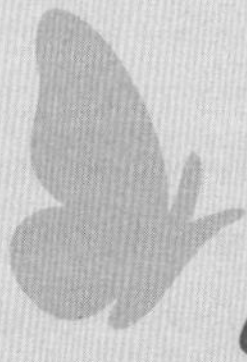

"Deus não me
deu a filha que eu
esperava, Ele me
deu a filha de que eu
precisava para me
tornar quem deveria ser."

Isabella Campos Reczigel

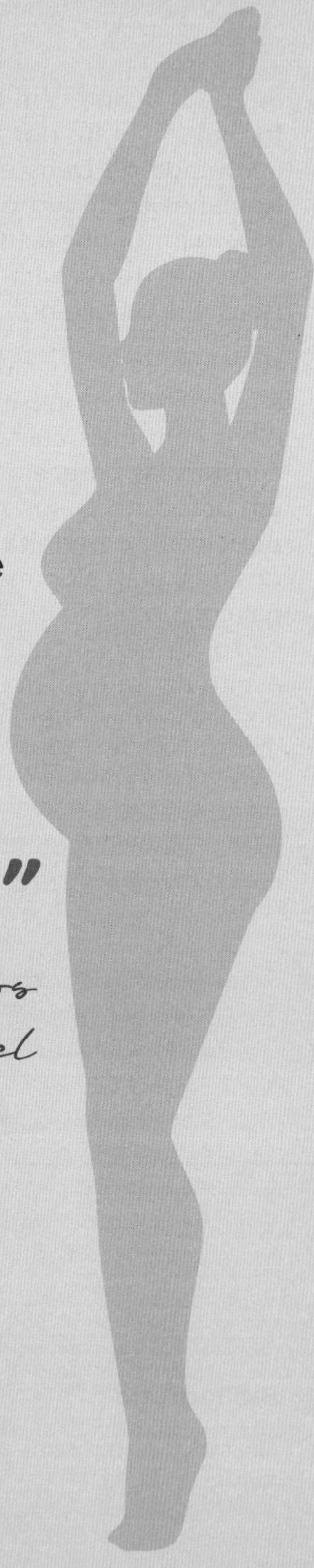

Que reflexões ou recordações sobre a maternidade este capítulo lhe traz?

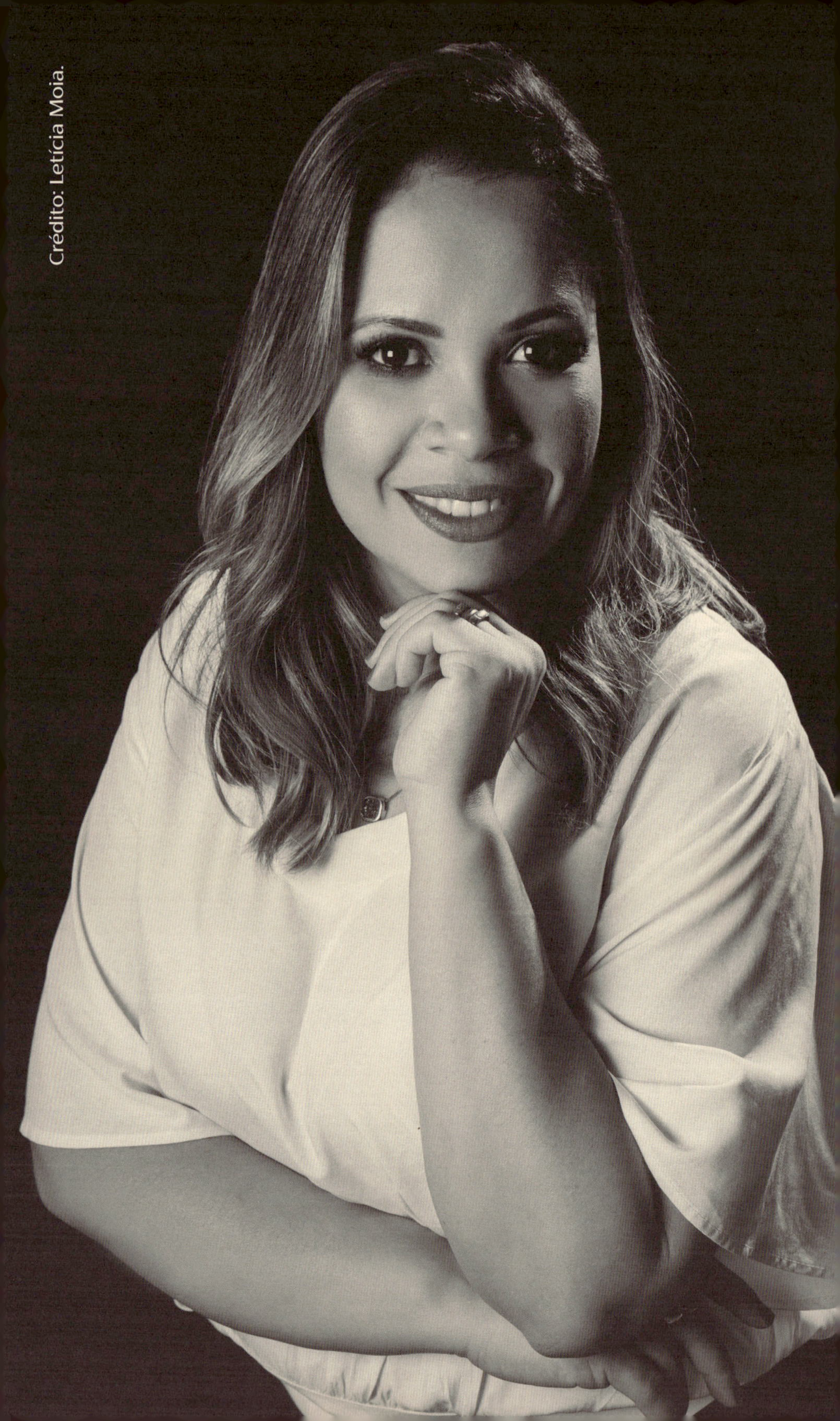

Crédito: Letícia Moia.

Kátia Brito

Sou Kátia Brito e tenho 39 anos. Sou casada com o Júnior, mãe do Matheus, João Gabriel e de dois anjos no céu. Moro em Colorado/PR e trabalho com *marketing* digital, criando conteúdos em vídeos e gerenciando redes sociais.

Após minha segunda perda gestacional, virei a câmera (que usava para filmar meus clientes) para mim e comecei a compartilhar minha história como mãe de anjo, gerando conteúdos nas redes sociais e diversas palestras, dando voz a tantas mulheres que vivem essa dor em silêncio.

Idealizei o projeto de lei (3290/2024) Mães de Anjo, instituindo outubro como o mês de conscientização sobre a perda gestacional. Também faço parte do grupo de apoio Pais para Sempre, acolhendo mães enlutadas. Acredito que falar sobre essa dor é essencial para cura e empatia.

Aponte para o *QR Code* para entrar no grupo de apoio Pais para Sempre.

katia.oliveirabrito

+55 (44) 99827-1602

Matrescência

Dores e delícias do maternar

9

Maternando com filhos na Terra e no céu

Por Kátia Brito

Quase toda menina, em algum momento da infância, brinca de boneca sonhando com o dia em que será mãe. Eu embalava minhas bonecas nos braços, dava-lhes nomes, fingia alimentá-las e cuidá-las como minha mãe fazia comigo. Na minha imaginação infantil, a maternidade era simples, doce e cheia de amor. Eu não fazia ideia de que um dia minha jornada como mãe seria muito além das brincadeiras marcada por desafios que eu jamais poderia prever.

Mas o tempo, como sempre, completou seu curso e eu cresci. Aquele sonho infantil parecia distante, pois encontrei no caminho relacionamentos que me afastaram desse plano; experiências frustradas que me fizeram questionar se aquilo que tanto desejava realmente seria possível. Eu estava começando a acreditar que seria quase impossível meu sonho como mãe se tornar realidade.

Foi então que Deus, com seus propósitos, colocou alguém especial no meu caminho. O Júnior entrou na minha vida como um verdadeiro presente. Nós nos conhecemos, vivemos uma história intensa, de muita conexão e, em apenas cinco meses de namoro, sabíamos que era para sempre. Eu me casei com um homem maravilhoso, pai de dois belos rapazes incríveis que se tornaram meus filhos do coração. Este homem me trouxe segurança, maturidade e, juntos, começamos a construir nossa família, unindo não apenas nossas vidas, como também nossos sonhos e nossas cicatrizes.

Primeiro filho

Do fruto do nosso amor, nasceu o primeiro filho, Matheus. Sua chegada transformou nossas vidas de uma maneira que jamais poderíamos imaginar. Nasceu prematuro de 31 semanas e trouxe consigo uma mistura intensa de emoções. Sentimos uma felicidade imensa em tê-lo em nossos braços, mas, ao mesmo tempo, muito medo — do desconhecido, de não saber se ele ficaria bem, de eu não ser suficiente para cuidar dele, por ser um bebê tão pequeno.

Ser mãe de prematuro é aprender que cada grama é uma vitória, cada respiração é um milagre e cada dia é uma batalha vencida com amor e fé. Uma montanha-russa de emoções, na qual a única certeza é a de que precisamos seguir um dia de cada vez.

Segundo filho

A maternidade nem sempre segue o roteiro dos nossos sonhos. Estava eu grávida do meu segundo filho, Manoel, e, em maio de 2015, experimentei uma dor que jamais imaginei sentir: a perda do meu bebê tão esperado. Um aborto espontâneo levou embora parte de mim, deixando o colo vazio, um coração dilacerado, uma frustração de um sonho que também foi abortado. Ser mãe de anjo é passar por um luto que poucas pessoas compreendem.

Terceira filha

Dois anos após a perda do Manoel, recebi o milagre de engravidar novamente, desafiando um diagnóstico médico que dizia que eu não poderia mais ter filhos de forma natural. No entanto, Deus tinha outros planos. Quando descobri que estava esperando uma menina, meu coração transbordou de alegria, pois esse era um desejo profundo, um sonho que eu carregava comigo.

Em 24 agosto de 2024, minha filha Mirela nasceu extremamente prematura, com apenas 22 semanas de gestação. Tão pequena, tão frágil, não resistiu. Nunca imaginei sair do hospital sem minha filha nos braços. Em vez de carregá-la para casa, recebi apenas uma pequena caixinha de lembranças, como se todos os nossos momentos pudessem caber ali dentro. Meu corpo, que havia se preparado para nutrir minha filha, precisou fazer o caminho contrário, secando o leite que nunca seria sugado por ela. Cada gota era um lembrete cruel de sua ausência.

E, então, veio a realidade de chegar em casa e encarar um quarto montado, cheio de sonhos e expectativas. As roupinhas no guarda-roupa, o berço que nunca seria ocupado, os laços que nunca enfeitariam seus cabelos, o colo que permaneceu vazio. A dor de olhar para tudo aquilo e saber que ela não estaria ali para usar, foi uma ferida aberta que levou tempo para cicatrizar.

Não existem palavras que possam curar a dor de uma mãe que perdeu seu filho. É uma dor que aprendemos a conviver com ela e o que precisamos é de pessoas ao nosso lado que tenham empatia e compaixão com o que se fala. A sociedade ainda não sabe lidar com a dor de uma mãe de anjo. Muitas frases que tentam consolar acabam nos ferindo mais.

Saiba que as mães de anjos sofrem com alguns tipos de comentários. Portanto, evite dizer:

- “Ainda bem que você não chegou conhecê-lo(a)”;

- “Foi Deus quem quis assim”;
- “Você é nova. Logo tem outro”;
- “Não fique falando dele(a). Deixe-o(a) descansar”;
- “Você tem que dar o enxoval embora pra ter outro bebê”;
- “Mas faz tanto tempo e você ainda não superou?”;
- “Não chore. Isso não faz bem pra ele(a)”.

E substitua por frases como:

- “Seu filho(a) vai ter sempre um lugar especial na nossa vida”;
- “Que Deus lhe dê conforto”;
- “Quer me falar sobre ele(a) neste momento?”;
- “Eu não imagino a sua dor”;
- “Está tudo bem se você não estiver bem”;
- “Imagino o quanto você o(a) amava”;
- “O que eu posso fazer por você?”;
- “Sinto muito pela sua perda”.

O que uma mãe de anjo precisa é de acolhimento, de escuta e de empatia. Quando não souber o que dizer, dê apenas um abraço.

Meu processo do luto

Durante o meu luto, encontrei apoio fundamental no grupo Pais para Sempre. Se você é uma mãe de anjo, não precisa passar pelo luto sozinha. Esse grupo de apoio está aqui para acolher você. O *QR Code* para acesso está na abertura deste capítulo.

Muitas famílias que enfrentam essa dor são acompanhadas lá, pela psicóloga Gislaine Marquezoni. Ela, sendo também mãe de anjo, tem uma sensibilidade única tanto como profissional quanto como ser humana para nos acolher da melhor forma. Passei por diversas sessões de terapia com ela, em que me ajudou a compreender minha dor e a de tantas outras mães de anjo.

Essa jornada me levou a criar o projeto de lei 3290/2024, Mães de Anjo, em parceria com minha amiga vereadora Kely Dimartini. A lei foi aprovada em minha cidade (Colorado/PR), estabelecendo o mês de outubro como período de conscientização sobre a perda gestacional, neonatal e infantil. Seu objetivo é oferecer apoio emocional às mães de anjo, sensibilizar a sociedade e os profissionais de saúde, além de garantir condições mais humanizadas nos hospitais. A lei também exige que os serviços públicos e privados de saúde ofereçam quartos privativos separados para mães em luto, evitando que elas compartilhem o espaço com mães que acabaram de ter seus filhos nascidos vivos, como forma de impedir mais um sofrimento adicional.

Compreendi que a passagem da minha filha não foi em vão. Mirela veio para me transformar, ensinando que o amor não se mede pelo tempo, mas pela intensidade. Descobri que é possível maternar na terra com filhos no céu, transformando a saudade em atos de amor, para, assim, conseguir validar suas memórias. A curta passagem dela me mostrou que a morte não apaga a existência, pois o amor se ressignifica e se multiplica. Sigo honrando sua memória, permitindo que seu legado continue em cada gesto e palavra.

Hoje, sou uma pessoa diferente, aprendi a olhar para tudo na vida com outros olhos, a acolher as pessoas com mais empatia. E, acima de tudo, minha fé permaneceu inabalável. Mesmo diante da dor mais profunda, não deixei de confiar nos planos de Deus. Foi essa confiança que me sustentou nos dias mais difíceis. Minha fé me dá a certeza de que meus filhos estão bem ao lado de Deus e que um dia nos encontraremos na eternidade.

Quarto filho

Na noite em que minha filha faleceu, vivi uma experiência profunda com Deus. Ainda no hospital, chorando e tentando aceitar que teria que me conformar em ter apenas meu primogênito, ouvi Deus falar claramente comigo: "Filha, não é hora de parar. Tudo o que você está passando é por um propósito maior, mas, no segundo semestre, Eu vou te honrar". E, de fato, isso aconteceu: no início do segundo semestre, descobri que estava grávida novamente. Uma prova viva de que Deus cumpre suas promessas.

Fiquei pasma ao ver a promessa de Deus se cumprir com tanta precisão de tempo. Era como se cada palavra que Ele havia me dito naquela noite estivesse sendo confirmada diante dos meus olhos. No entanto, com a felicidade da descoberta, veio um turbilhão de sentimentos. O medo de perder novamente me consumia e minha mente era invadida por inúmeras preocupações. Eu queria acreditar que tudo daria certo, mas o trauma ainda pesava no meu coração. Era um misto de alegria e temor, de gratidão e receio, uma montanha-russa emocional que me acompanharia pelos meses seguintes.

Apesar de um diagnóstico que parecia uma sentença — insuficiência istmocervical —, minha gestação foi tranquila. A maior dificuldade foi vencer o medo e confiar que, dessa vez, tudo daria certo. Retomei as terapias, pois gestar após a perda é um processo de cura e superação. Foi a minha gestação mais longa, permitindo-me sentir cada fase, registrar momentos especiais e aproveitar cada instante. Cada chute era um presente, a prova viva da promessa que Deus me fez.

No dia 22 de janeiro de 2025, por volta das 19 horas, minha bolsa estourou. Era o sinal de que meu bebê arco-íris estava no caminho. Uma onda de emoção me invadiu. O momento tão esperado chegou de forma inesperada, mas no momento exato que o Senhor havia reservado. João Gabriel chegou como um raio de sol depois de uma longa tempestade e trazendo cor após dias cinzentos.

O instante em que o peguei nos meus braços pela primeira vez foi indescritível. Uma felicidade imensa tomou conta de mim; uma sensação de vitória por ter chegado até ali depois de tantas tempestades internas. O medo de perder novamente me acompanhou durante toda a gestação, mas, naquele momento, tudo se transformou em gratidão. Gratidão a Deus por me permitir viver aquele sonho, por me mostrar que, mesmo nas maiores dores, Ele permaneceu comigo me sustentando de pé.

As delícias e as dores do maternar

Para mim, maternar é amar quatro vezes de formas diferentes e intensas. É segurar meus filhos nos braços e carregá-los no coração. É sentir a alegria do primeiro choro e a dor do último adeus. É lutar pela vida, enfrentar medos e confiar no propósito de cada jornada. É aprender com cada experiência, seja na presença ou na ausência. Maternar é como plantar amor em solo fértil, mesmo quando não podemos ver as flores brotarem.

“Gerar um testemunho dói, mas, quando entendemos o propósito, a nossa dor se torna remédio para curar outras pessoas.”

Kátia Brito

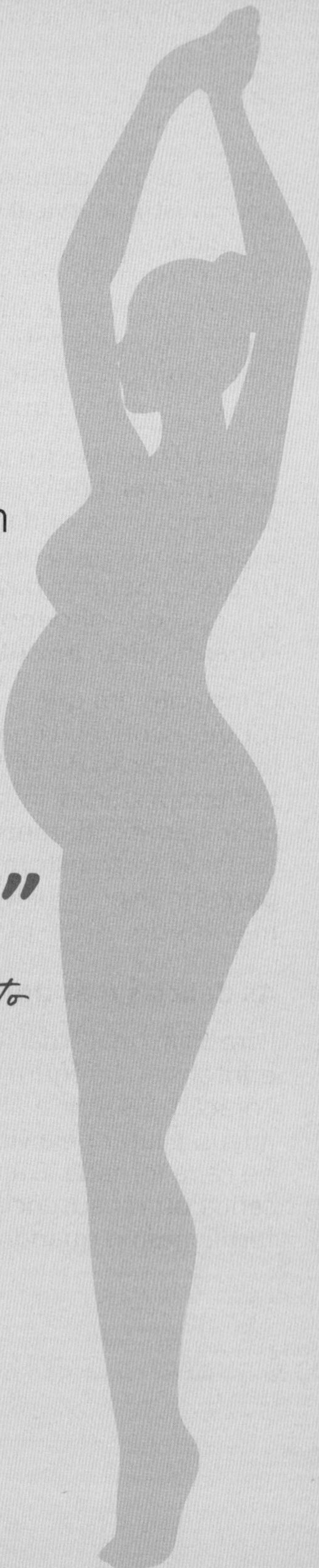

Que reflexões ou recordações sobre a maternidade este capítulo lhe traz?

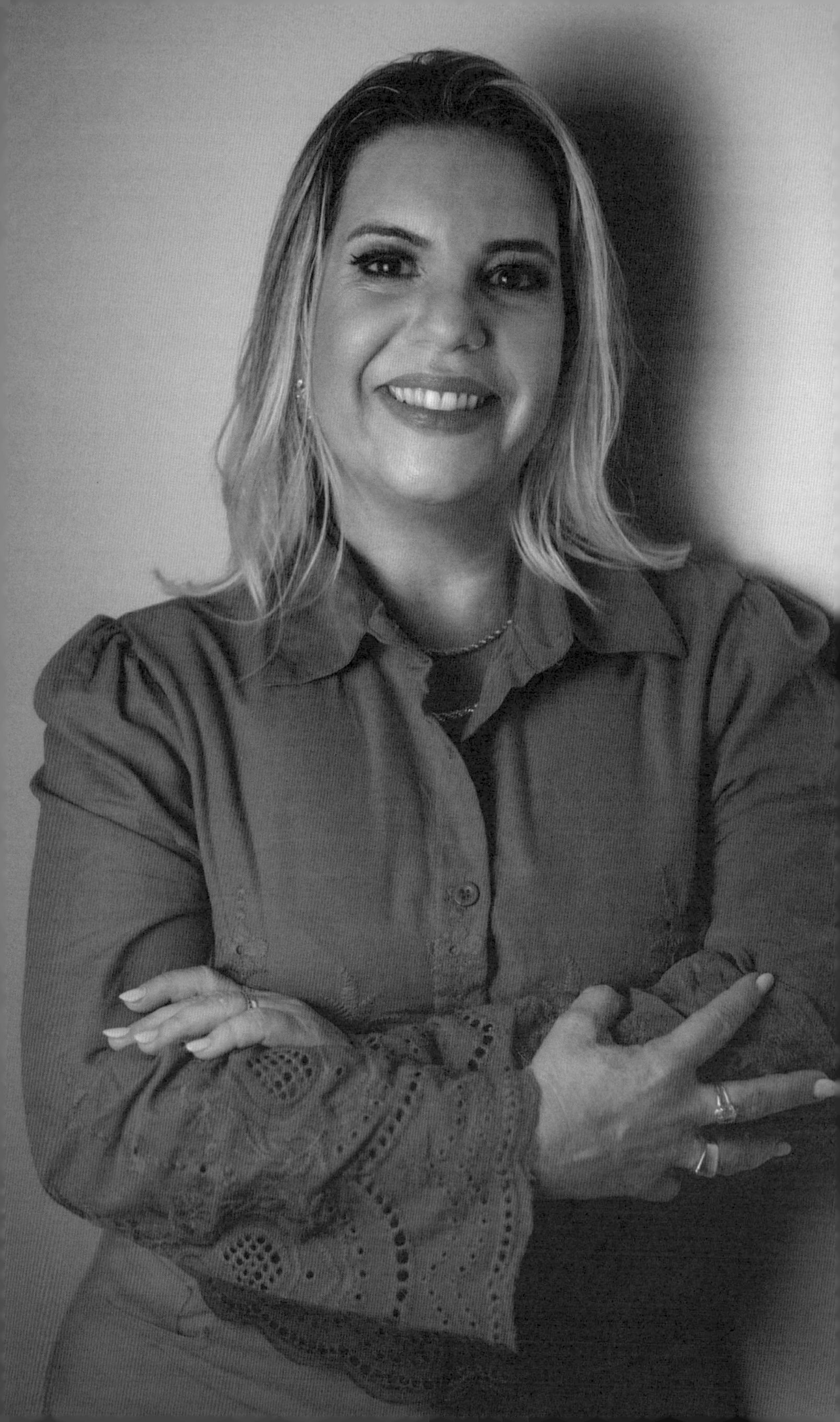

Keidy Rozados

Sou Keidy Rozados, natural de Rio Claro/SP, mas atualmente resido em Piracicaba/SP. Sou esposa do José Luis e mãe de dois jovens — Juan Carlos, de 24 anos, e Enrique Luis, de 21 anos.

Tenho formação em Magistério, Life Coaching, PNL (Programação Neuro Linguística), Orador de Alta Performance, Hipnose e trabalho com artesanato há mais de quinze anos.

Tenho um ateliê incrível, chamado Keidy Arts, onde transformo ideias em peças maravilhosas com costura e bordado. Sou uma mãe superprotetora e coruja para os meus tesouros. Quero lhe mostrar que para Deus nada é impossível; você precisa apenas acreditar e ter fé — tudo no tempo dEle e não no nosso. Ser mãe é aprender todos os dias; é uma dádiva incrível.

keidy_arts
+55 (19) 98225-4701
kdrozados@yahoo.com.br
Keidy Arts

10

O sonho de ser a mãe perfeita

Por Keidy Rozados

Tudo começou com o imenso sonho de ser mãe. Eu e meu esposo achávamos que tínhamos algum problema, que não poderíamos ter filhos. Então, fui ao médico para ver se havia algo de errado comigo. Eu sempre pedia a Deus que meu sonho de ser mãe se realizasse.

Um certo dia, acordei me sentindo atordoada. Na hora pensei: "Será que estou grávida?". Passei o dia todo ansiosa. Todas as noites, eu faço minhas orações e converso com Deus, mas naquela noite em específico eu conversei muito com Ele e fiz uma pergunta após meu agradecimento: "Se eu estiver grávida, faça com que eu sonhe com uma criança". E Deus me atendeu. Sonhei com muitas crianças e me lembro como se fosse hoje. No meu sonho, eram crianças correndo, brincando, para lá e para cá. O meu desejo era grande, um desejo enorme de ser mãe, e sabia que Ele não iria me decepcionar.

Então, não contei para ninguém, nem mesmo para meu marido. Fui dar aula mesmo assim, tentando seguir meu dia normalmente. Passei o dia atordoada. Perto de onde eu morava, havia um laboratório, então decidi fazer um exame sozinha com um pouco de medo, é claro. Pedi para a atendente se seria possível sair o resultado no mesmo dia. Sim, eu teria o resultado no mesmo dia, porém no final da tarde.

Assim que eu peguei o resultado do exame beta HCG — esse tipo de exame não tem como falhar —, fiquei em choque: "Meu Deus! Como pode?". Na mesma hora, só agradeci e disse: "Senhor, você, o Todo-Poderoso, não me decepciona nunca!". Voltando para casa, não sabia o que falar para o meu marido. Quando cheguei em casa, mostrei para ele e vi a felicidade transbordando e gritando "Gol", e eu com medo de sua reação.

Pensei: "Mas e agora? Como vai ser?". Sabe aquela sensação de estar perdida? Aquela insegurança de ser mãe, ainda mais morando longe da família. Nós estávamos morando em Recife/PE na época. Desde então, comecei a ficar ansiosa: "Será que serei uma boa mãe?". Agradeci muito, pois iria realizar a grande dádiva de ser mãe; para mim, seria mais do que um presente ter um filho.

Começou aquela mistura de sentimentos. É muito estranho, eu sou uma pessoa muito ansiosa, minha mente vai à mil: diversos pensamentos. Já sentia a possibilidade de ser um menino. E claro que fui novamente falar com Ele, o meu Deus; Ele tem todas as respostas para as minhas perguntas. Por isso, eu lhe digo, se você acredita e tem fé, pode perguntar para Ele, pois o Senhor lhe responderá.

Antes de me deitar, agradeci por tudo o que estava acontecendo e pedi que, se fosse menino, me mostrasse no meu sonho. Incrível, Ele me mostrou tudo azul. Como pude ser atendida? Eu sabia e tinha a certeza de que não seria diferente. Deus lhe responde quando você tem fé e acredita, lembra?

Depois de um tempo, nasceu meu filho Juan Carlos, um lindo menino, na terça-feira de carnaval em Recife. Eu disse “lindo”, mas realmente posso dizer com todas as letras, ele é muito lindo por dentro e por fora. Com meu filho Juan, eu tinha uma conexão muito forte, ele foi meu companheiro, meu amigo, muito próximo.

Em todas as suas dores, eu estava presente e chorava com ele. Achava que era muito forte o que sentia através do seu olhar. Sempre fui muito presente na vida dele. Nunca faltei em nenhuma reunião escolar e vibrava com as suas conquistas, em todos os momentos, sejam eles de alegria ou de tristeza. Estava sempre presente, queria ser a melhor mãe. Em todos os seus desafios, eu dizia: “Não desista!”, “Vai, você consegue!”. Eu me lembro de quando ele estava na Pré-Escola, na aula de flauta, e ele chorava. Ele dizia: “Mãe, eu não consigo”, e eu ali, com todo o apoio, dizia: “Sim, você consegue! Dê o seu melhor em tudo o que fizer. Vai lá e arrasa; não desista!”.

Eu sei que cuidava como se fosse um tesouro, mas é claro que ele é. Meu primeiro filho, parceiro, protetor, muito preocupado comigo, muito apegado a mim. Quando fiquei grávida do Enrique, foi um pouco diferente. Naquele momento, eu já morava em Piracicaba, perto da família.

Logo que o Enrique Luís nasceu, o Juan, com a sua *expertise*, disse: “Agora eu sou moço, vou ajudar você a cuidar do Rique” — o modo carinhoso como chamamos o Enrique. E ele cuidava como se fosse pai e professor. Juan tinha o dom de ensinar as brincadeiras, mas, às vezes, fazia-o de bobo. Porém, tinha um ciúme incondicional, um amor de irmão. Acho que porque era o mais velho, o protetor, talvez.

Eu participava de todos os momentos desses dois tesouros que Deus me deu. Nunca permiti que alguém excluísse ou falasse qualquer coisa desses dois. Sei o quanto fiz para eles e o quanto esqueci de mim. Muitas vezes, eu me anulei como mulher para protegê-los, ficar por perto, dar o meu melhor.

Acredito que deixarei um legado para eles, para que nunca se esqueçam de mim. Eu fazia o possível e muitas vezes o impossível. Foi por eles que me tornei artesã. Sempre fiz arte para vender; com o dinheiro que ganhava, uns trocadinhos na época, comprava as regalias, os agradinhos, sempre dava um jeito. Quando os meninos eram pequenos, não era fácil, pois meu marido ainda cursava Engenharia na época.

Eu dava o melhor que podia. Pode ser que eu não tenha feito o certo, mas quem é mãe sabe que fazemos tudo e mais um pouco por eles. Deixamos de fazer para nós para ver a felicidade deles. Meu papel de mãe sempre foi cuidar e proteger — mas claro que muitas vezes fiquei sem paciência, pois me cobro muito. Se hoje eu tivesse que voltar ao passado, como faria? Eu, Keidy, faria tudo exatamente igual. Acho que curtiria ainda mais a fase com eles pequenos — embora nós quatro já termos feito muitas coisas juntos: assistir jogos, cinemas, parques, lanches... Nós nos divertíamos muito em família. Não deixava eles na casa dos avós, pois, na minha cabeça, cuidar deles era minha obrigação de mãe. Não queria receber comentários do tipo "Enquanto saem, eles deixam aqui".

Quando ficava brava por estar sozinha com eles, meus dois "moleques" arteiros me deixavam louca. Eu dizia: "Acho que perdi o manual de ser mãe". Contudo, seria possível existir um manual de como ser mãe? Acho que não.

Cada mãe dá aos seus filhos o amor que recebeu, mas em dobro. Eu posso afirmar que, além de mãe, sou amiga e confidente. Tudo isso até a adolescência do Juan. Como disse anteriormente, fui muito amiga, companheira, ou melhor, ele foi meu companheiro e protetor, pois meu marido viajava muito para o exterior a trabalho.

Porém, quando Juan conheceu sua namorada, eu sofri. Foi muito doloroso para mim. Acredito que não seja ciúmes, mas a sensação de estar perdendo o meu melhor amigo. O que eu queria era o melhor para o Juan, um jovem que tinha tudo, um exemplo de filho: engenheiro, trabalhador, inteligente, educado, mas que, agora, estava saindo de casa.

Eu sonhava algo diferente — o modo tradicional: namorar, noivar, casar etc. Então, fiquei completamente perdida sem o Juan, meu primeiro filho. Eu me senti praticamente abandonada; achava que ele estava sendo imaturo, sem conhecer direito seu grande amor. No entanto, é claro que demorou, porém, hoje entendo que tudo na vida tem um porquê. Sei que não são os pais que escolhem as namoradas para os filhos.

Aos poucos, eu fui entendendo que aquilo serviria para o crescimento dele e até mesmo para o meu. Ainda gostaria que tudo fosse diferente, mas Deus sabe de todas as coisas e de todos os momentos que temos que passar. Todas as noites, eu converso com Deus. Sei que Ele não me abandona; só peço que Ele dê o melhor para o Juan.

Há dias que me pergunto: "Temos nossos filhos para criar asas?". É difícil, mas ainda estou aprendendo. Eu entendo que nada na vida é fácil, como também nada é impossível. Eu tenho fé e acredito que Deus está sempre presente.

Do outro lado, o meu filho Enrique amadureceu mais rápido, ficou mais responsável e tem muito cuidado comigo. Ele é um menino de ouro. Sabe me agradar, um companheiro. Com ele, não será diferente. Estarei pronta para quando ele criar asas e voar para o futuro desejado.

Estou com quase 49 anos e acredito que me sinto preparada, mais madura, entendendo o meu papel de mãe, de educar, de cuidar, de criar os filhos para seguir seus sonhos e objetivos e sair para o mundo a fora.

Eu os oriento a fazer o melhor em tudo em suas vidas e a acreditarem em seus potenciais: "Vocês podem, vocês conseguem, sempre".

Ensino meus filhos a sempre aproveitarem o momento; a viverem cada dia como se fosse o último, pois as oportunidades passam.

Eu, como mãe, posso dizer que sempre fiz e faço o meu melhor para esses dois meninos. E também, mesmo sem o "manual de instruções de mãe", pude educá-los corretamente. Sou muito grata a Deus por me ajudar, em todos os sentidos — nunca recebi reclamações desses dois. Mesmo um não sendo igual ao outro, nunca fiz diferença entre eles.

Todos os dias, peço a Deus que os proteja. Sei o quanto foi difícil; mesmo com muita luta e trabalho, nunca deixei faltar nada para que eles tivessem uma família cheia de harmonia, amizade e companheirismo uns com os outros. E se algum dia precisarem retornar ao nosso lar, as portas estarão sempre abertas. Eu e meu marido faremos tudo de que precisarem para que tenham um futuro brilhante.

A vida é uma caixinha de surpresas; tudo pode acontecer, até coisas inesperadas. Sei que ser mãe é aprender todos os dias e esse aprendizado é em forma de amor. Deus me presenteou com dois tesouros.

Ainda estou aprendendo; nunca achei que fosse fácil. O papel de mãe é tão importante que só o fato de ter um abraço apertado nas horas que você está tão atarefada ou nervosa com algo, aquele abraço do seu filho aquece, acalma os nervos. O abraço de um filho é tão puro que consegue resolver muitos problemas.

Você que está lendo este texto, tire um momento para ouvir as histórias deles ou para um abraço, um carinho do(a) seu(ua) filho(a). No dia a dia, esses momentos de conexão são preciosos. Ouvindo, vocês fortalecem os laços e criam memórias que durarão para sempre. Nossos filhos são verdadeiros. Um conselho: mesmo com a rotina agitada de trabalho, é fundamental reservar um espaço para entender e valorizar cada momento ao lado deles.

Eles merecem nossa atenção e carinho, pois são a maior riqueza que podemos ter. Eu fui escolhida para ser a mãe e a protetora desses meninos. Mesmo não sendo a mãe perfeita, tenho certeza de que sou a mais amada por eles. Nunca os abandonarei; sempre estarei aqui para amá-los.

“Ser mãe é
aprender todos os dias
com amor, respeito e
dedicação.”

Keidy Rozados

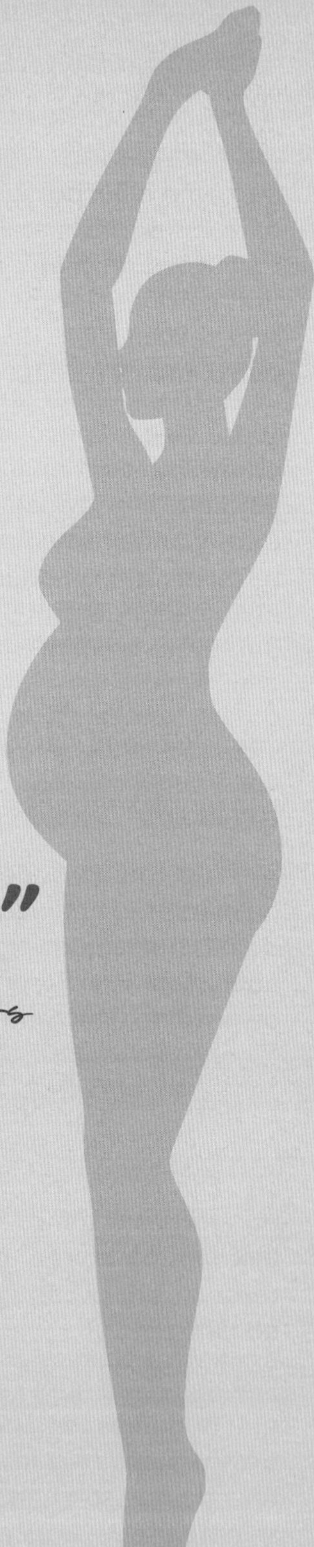

Que reflexões ou recordações sobre a maternidade este capítulo lhe traz?

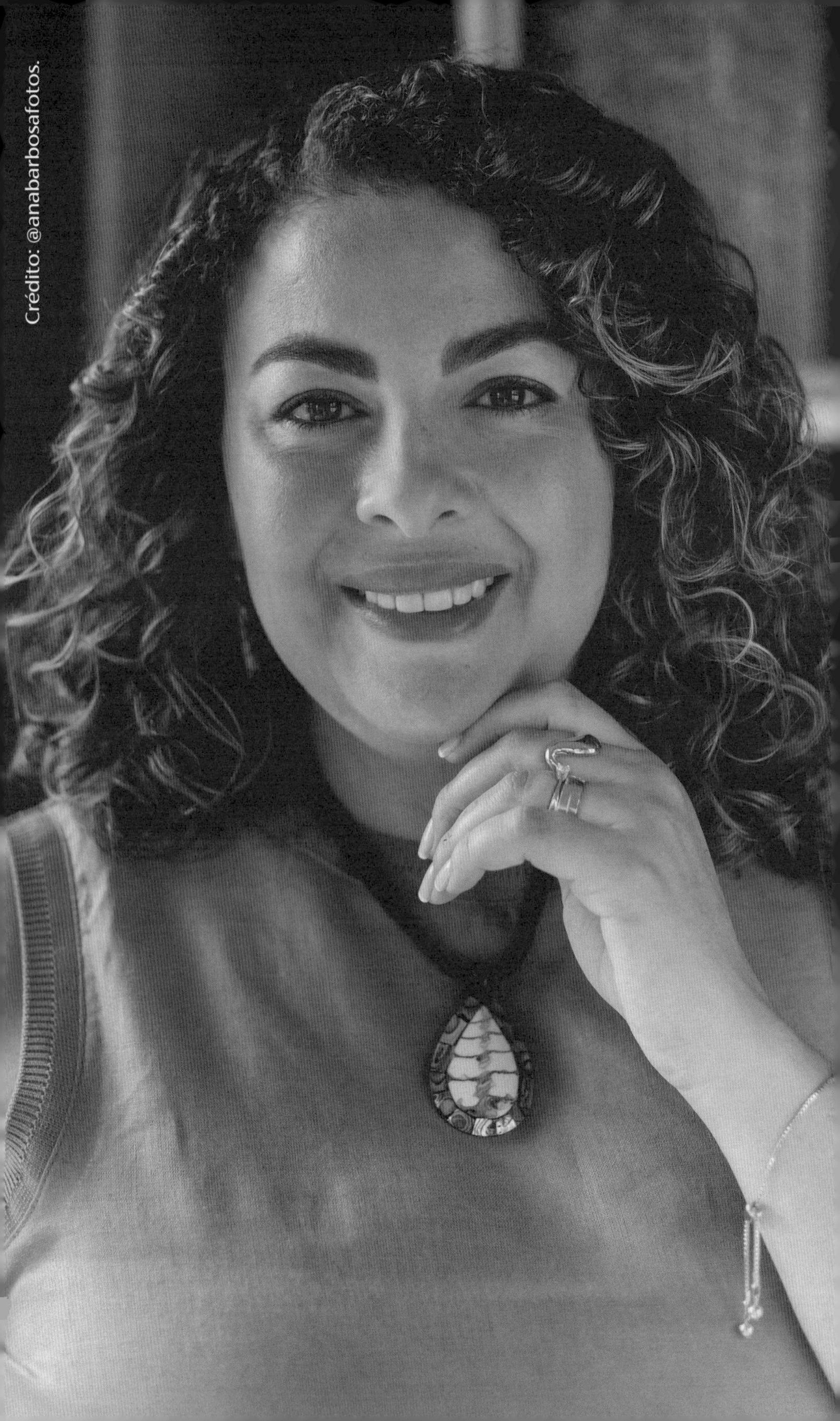

Crédito: @anabarbosafotos.

Lis Bornelli

Sou Lis Bornelli. Vivo em Americana/SP com meu amado marido Eder Bornelli e nossos trigêmeos: Pietro, Matteo e Antonella. Sou fisioterapeuta, educadora perinatal, doula e especialista em análise bioenergética. Já participei de congressos no Brasil e na Europa para me especializar sobre maternidade, mas nada se compara com o que aprendi com minha própria maternidade. Vivi desafios como FIV, aborto, gravidez de alto risco, UTI neonatal e, finalmente, a chegada dos trigêmeos. Finalmente? Não. Só o começo. O aprendizado e o autoconhecimento adquiridos com essa vivência essa superação me inspiraram a compartilhar minha experiência, ajudando mulheres nessa incrível e desafiadora jornada da maternidade.

Mães, a busca de um maternar acolhedor e amoroso começa dentro de nós!

trigemeosbornelli

+55 (19) 99189-7059

lisfisioterapeuta@gmail.com

Matrescência

Dores e delícias do maternar

11

Um é pouco, dois é bom, três é amor demais

Por Lis Bornelli

Sempre perguntam o que eu senti quando descobri que seria mãe de trigêmeos. E respondo: ainda bem que eu estava deitada, senão eu teria caído (risos). Minha aventura pela maternidade começa com o tratamento da FIV e como aprendemos a lidar com as angústias e a incerteza desse processo.

Tivemos um aborto antes dos trigêmeos, que para mim foi uma experiência muito dolorosa, mas me impulsionou, com certeza, para que eu chegasse até aqui. Acredito que a maternidade é uma dádiva em que podemos sentir e compreender um pouco mais do amor de Deus por nós. Nosso corpo se torna um lugar fértil onde nosso bebê vai se desenvolver, se nutrir do que comemos, bebemos, pensamos e sentimos. A responsabilidade que temos é grande, e se pararmos para sentir a grandiosidade disso, sentiremos o privilégio de fazer parte da criação de Deus.

Eu desejei ser mãe e me preparei para isso, mas não para ter três de uma só vez. Que loucura! Eu não fazia ideia de como seria. Antes de ser mãe, trabalhei no acompanhamento ao parto, pós-parto, amamentação, mas nunca com múltiplos. Com certeza, tudo era novidade.

Estávamos na pandemia, eu tinha colocado dois embriões e ambos vingaram. Com muita felicidade, contamos para a família que iríamos ter gêmeos e foi uma festa! A gravidez seguiu adiante e, no terceiro ultrassom, descobrimos o terceiro bebê. Ninguém acreditava. Que surpresa! Com certeza maravilhosa, mas preocupante. Naquele dia, senti medo e chorei; chorei muito. Não porque eu não quisesse ter três filhos, mas pelo medo de ser uma gravidez de alto risco e saber das possíveis complicações.

Com fé, conversei com Deus e pedi que acalmasse meu coração. Pedi força, saúde e harmonia dentro do meu útero para que os bebês nascessem bem. E assim, seguimos superando os riscos de uma gestação de múltiplos.

Todos os dias, eu orava com meus bebês, respirava, cantava e dizia o quanto eles eram amados e que todos eles nasceriam fortes e saudáveis.

Nos meus pensamentos, eu os imaginava crescendo e ganhando peso, pois uma das complicações dos múltiplos é quando algum dos bebês se desenvolve de maneira desigual, ficando um maior que o outro — o que pode gerar a necessidade de o parto ser antecipado para salvar a vida de quem está se desenvolvendo menos dentro do útero. Fora as outras complicações maternas, como diabetes gestacional, pré-eclâmpsia, descolamento de placenta etc. Eu não tinha noção da minha força, nem da minha coragem e do que eu seria capaz de fazer até me tornar mãe.

Mas eu sempre falo que eu não gestei sozinha; tenho um marido que é o amor da minha vida e que me deu todo o suporte. Gestamos juntos três seres. Querem coisa mais bela do que isso? E a família toda orando pela nossa gestação.

Também tivemos um médico que foi um anjo em nossas vidas. Com sabedoria, segurança e acolhimento, o dr. Nelson Antunes nos acompanhou em todo o processo. E a cada consulta, íamos superando as estatísticas de riscos para uma gestação de múltiplos.

Eu não conhecia nenhuma mãe de trigêmeos, então foi trocando experiências na internet que pude ver a necessidade das outras mães, pois, assim como eu, elas tinham dúvidas e inseguranças. Contudo, ao longo da gestação, fui encontrando as respostas. Na verdade, fui sentindo calmaria, pois estava entregue ao processo e confiante. Foi então que entendi o meu chamado para expor minha história e continuar a trabalhar com as mães. Fiz um diário da gestação até os dias de hoje e vou compartilhar com vocês o que escrevi um dia antes do nascimento dos meus filhos:

"Hoje é dia 24 de junho de 2021, e amanhã, dia 25, nascem os meus filhos: os amores da minha vida; os seres que mudarão minha história!

Senhor, hoje sou só emoção! Só de pensar em ver meus filhos, tocá-los, sentir o cheirinho deles, lágrimas escorrem no meu rosto.

Cada célula do meu corpo está em gratidão por todas as bênçãos recebidas até aqui. Eu me sinto honrada, me sinto forte, me sinto capaz, me sinto **mãe**! Esse sentimento veio crescendo a cada dia, com os desafios, com os aprendizados, com as dores e com os sorrisos. E a maternidade vem me ensinando a cada dia como meus filhos me escutam, me sentem, e como eu os observo crescer dentro de mim.

Chegar até aqui é uma vitória. Quase 35 semanas de gestação e uma média de 2 kg por bebê; eu e eles saudáveis, sem nenhuma intercorrência. Sinto meu corpo se preparar para o nascimento deles.

Entrego e confio em Ti, Senhor.

Venham, Pietro, Matteo e Antonella!"

Quando lembro a primeira vez que peguei meus filhos no colo, ainda sinto a emoção daquele momento. Tão pequenos e tão fortes. Que amor é esse? Fiquei em estado de contemplação por muitos minutos. Depois do nascimento, enfrentamos outros desafios como a UTI neonatal. Antonella ficou onze dias e Pietro e Matteo, dezoito dias. É com base nesse momento que afirmo que a maternidade traz uma força imensurável. Quando olho para trás, penso: como eu aguentei? Pós-operada e sem repouso. Foi muito cansativo, tenso; eu voltava chorando todos os dias do hospital por deixá-los lá. Mas foi outro desafio superado e, a cada etapa vencida, a gratidão e a felicidade eram imensas também.

Quando chegamos em casa, com os três bebês, começou a linha de produção (risos). Hora da mamada, do banho, troca de fraldas... Nos primeiros três meses, gastávamos uma média de oito fraldas por bebê por dia. Fizeram as contas? Chocada! Dentre outras coisas, as mamadeiras, roupas, vacinas etc.

Outra situação inusitada foi a amamentação. Eu dava o peito e depois complementava com fórmula. Fazia rodízio, cada mamada um, depois fui deixando na livre demanda, e assim fomos até o sétimo mês. Como consegui tanto tempo? Também não sei, mas foi. E assim foi nosso primeiro ano, todos se desenvolvendo bem e nós, pais, quase não dormíamos. E como estávamos? Felizes e exaustos.

Vou compartilhar com vocês outro trecho do meu diário, uma realidade nua e crua, escrito no dia 4 de dezembro de 2023, às 10h37:

"Tem dias que é muito difícil sobreviver. Dói na alma, no corpo, nos músculos, na cabeça que não para, nos olhos que não descansam; lateja, grita — por dentro, sem poder pôr para fora. Eu só queria dormir, me desligar por umas horas. Que insanidade é essa que meus filhos precisam crescer logo para eu existir?"

Confesso que fiquei um pouco assustada quando li. A verdade é que, com o tempo, esquecemos do que vivemos. E que bom! Pois essas dificuldades passam. Nessa época, meus filhos estavam com 2 anos e 5 meses e eu estava em uma exaustão sem tamanho. Toda vez que eles adoeciam (gripes, viroses etc.), eu adoecia junto. Além de não dormir e não estar bem, ter que cuidar dos bebês foi desesperador.

A restrição de sono e o cansaço me levaram para lugares de muita angústia, nervoso, irritabilidade e acabei agindo de uma forma que eu não gostaria, sendo uma mãe que eu não quero ser. Mas o que levo em consideração de tudo isso é poder ter liberdade para falar, sem julgamentos, acolhendo minhas dores e dificuldades. E como é importante termos esse espaço amoroso para acolher a exaustão materna.

Lembram que eu disse que não fazia ideia de como seria? Continuo assim até hoje! As fases de crescimento mudam constantemente e vezes três!

Sinto que quanto mais eu me entrego ao processo, mais me conecto com meus filhos, mais sinto a alegria e a leveza deles, mais o meu maternar se torna acolhedor e amoroso. O que não souberam fazer comigo na minha infância, estou aprendendo com meus filhos.

Hoje, eles têm 3 anos e 9 meses e sou apaixonada por cada um deles. Minha família é o meu bem mais precioso. Hoje, a casa é barulhenta e bagunçada. Pulam, brincam, choram, abraçam, beijam e estamos em uma fase de descobrirem coisas. Ah, como é bom! Que delícia de viver. Estão crescendo, e quero acompanhar tudo de pertinho. Se eu pudesse voltar no tempo para responder à Lis do passado, eu diria: "Calma! Sei que é tudo intenso, mas eles não precisam crescer para você existir; eles existem por causa de você. Olha que lindo! Isso a potencializa e não a anula. Dê valor a tudo o que você faz e tenha paciência, pois você também está aprendendo".

Ao compartilhar minha história, desejo que você sinta o quanto somos capazes de superar os desafios da maternidade, não importa quais sejam. Os planos de Deus são muito maiores do que podemos imaginar. Meu desejo é viver uma maternidade cada dia mais leve e alegre.

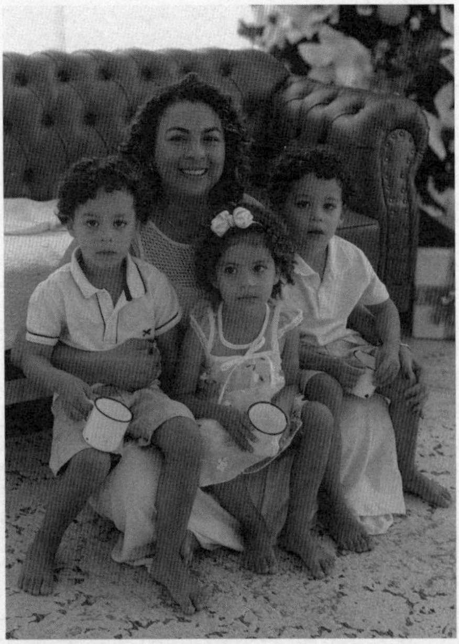

Crédito: Amô - Fotografia Afetiva.

Quero ser digna de ser exemplo para o Pietro, o Matteo e a Antonella: sou feliz e agradecida por ser a mamãe de vocês; essa, sem dúvida, é a melhor fase da minha vida.

“Eu não tinha noção
da minha força,
da minha coragem
e do que eu seria
capaz até me
tornar mãe.”

Lis Bornelli

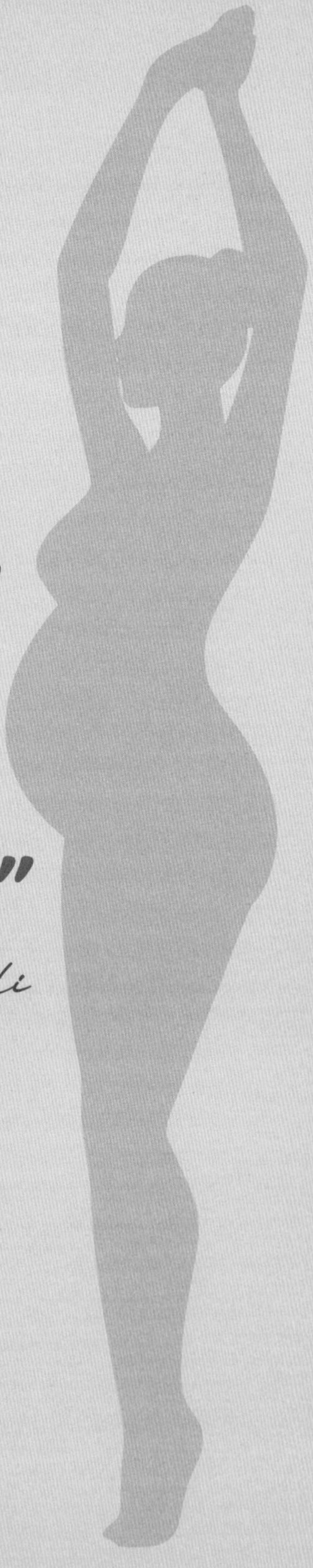

Que reflexões ou recordações sobre a maternidade este capitulo lhe traz?

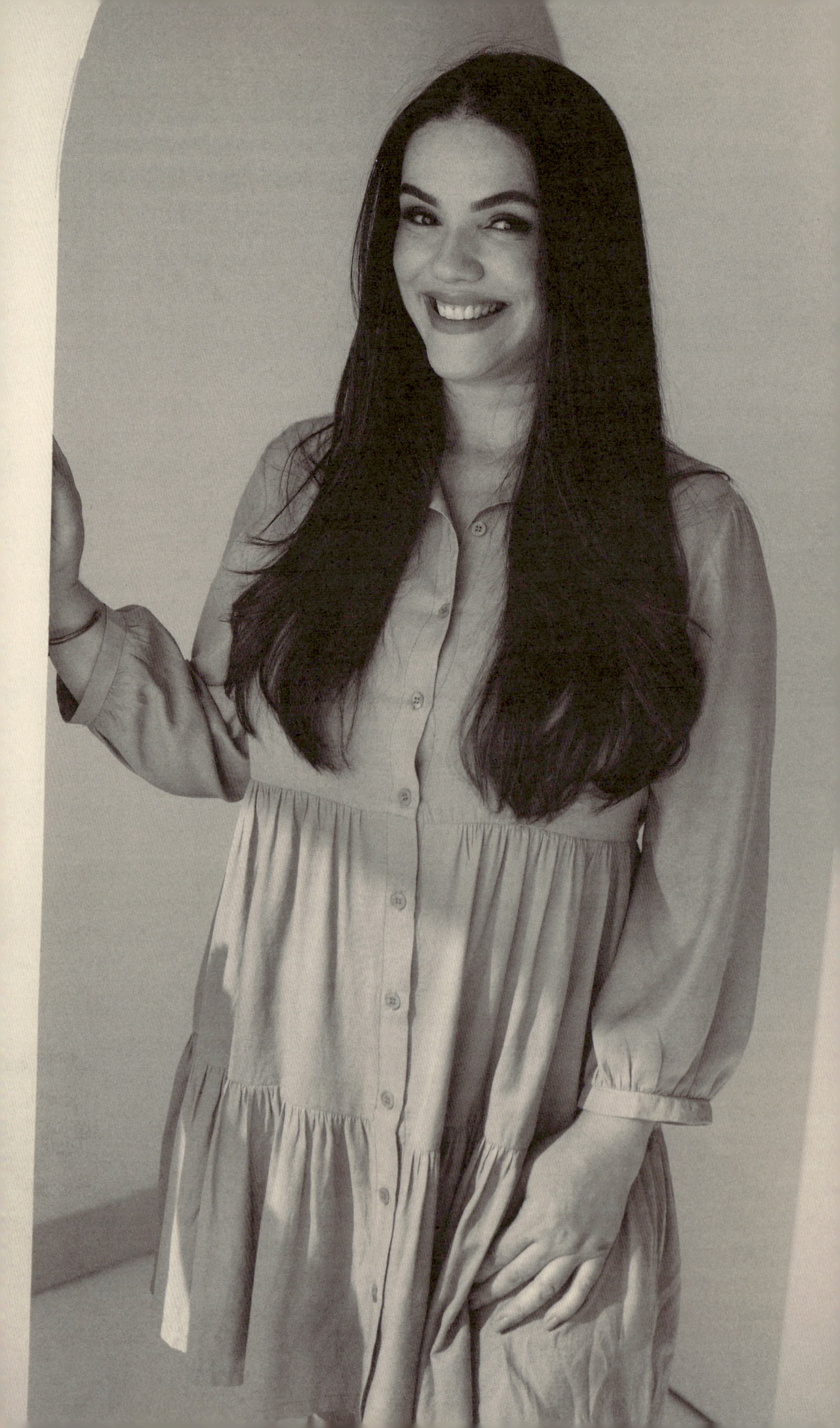

Marina Dutra

Meu nome é Marina Dutra. Sou esposa, mãe e nutricionista.

Especialista em Nutrição Clínica: Metabolismo, Prática e Terapia Nutricional, em Nutrição no Transtorno do Espectro Autista e pós-graduanda em Nutrição Materno Infantil, também tenho diversos cursos de extensão nas áreas de gestação, infância e seletividade alimentar.

Eu acredito que a família é a instituição mais importante que existe e o cuidado com ela deve ser nossa prioridade. Faço isso em minha vida pessoal e, profissionalmente, me dedico à mesma missão.

Guio famílias desde a preconcepção, seguindo para o acompanhamento da gestante, dos bebês durante todo o processo de introdução alimentar e primeira infância e, é claro, dos seus pais. Afinal, a melhor forma dos filhos se desenvolverem com saúde é estando inseridos em um ambiente onde os bons hábitos estão enraizados.

marinadutra.m

+55 (73) 99835-0108

Matrescência

Dores e delícias do maternar

12

Nutrindo gerações

Por Marina Dutra

Sangue jorrando entre as pernas, correria da equipe de enfermagem, médicos fazendo manobras para tentar conter a hemorragia, porém sem sucesso. Entrei em choque hipovolêmico e, de repente, lá estava eu novamente na sala de cirurgia. De todas as coisas que imaginei que iriam acontecer na minha maternidade, morrer não estava entre elas, mas foi isso que quase aconteceu.

Minha gestação foi perfeita, e não estou romantizando, já que esta foi a realidade. Ao contrário do que muitas mulheres relatam, eu não senti enjoos, dores, dificuldades para dormir, nada. Quanto ao parto, ele também foi maravilhoso. Devo confessar que eu estava apreensiva, pois nunca tinha feito nenhum procedimento cirúrgico e a ideia de ser cortada me assustava um pouco, mas a cesárea eletiva foi uma escolha minha, feita desde o início da gestação. Ocorreu tudo bem no parto e fomos para casa saudáveis e felizes, vivendo um verdadeiro conto de fadas. Eu nem suspeitava que toda essa calmaria iria mudar.

No dia 7 de julho de 2022, exatos nove dias depois do parto, eu comecei a sangrar. Já haviam me alertado que o sangramento pós-parto poderia acontecer, mas no fundo eu sabia que havia algo errado, aquele volume de sangue não era normal.

Chamei meu esposo, entrei no box para não sujar todo o banheiro e o sangue continuava escorrendo pelas minhas pernas em um fluxo constante e intenso; foi aí que eu comecei a entrar em desespero. Corremos para o hospital e, mesmo após diversas tentativas, os médicos não conseguiram controlar meu sangramento. Ao chegar na sala de cirurgia, eu já estava muito fraca, quase perdendo a consciência; só me lembro de ver a médica e falar para ela: “Por favor, não me deixe morrer”; e, em seguida, tudo escureceu.

Horas depois, eu acordei confusa, assustada, sem entender direito o que tinha acontecido. Ainda deitada na mesa cirúrgica, me informaram que haviam tirado meu útero. Eu apenas assenti com a cabeça enquanto tentava organizar meus pensamentos.

Algum tempo depois, já no quarto do hospital, a médica e Tati, uma enfermeira que também tinha participado no meu parto, me explicaram o que tinha acontecido e eu entendi a gravidade da situação. Cheguei no centro cirúrgico praticamente sem sangue no corpo; as bolsas de sangue que estavam transfundindo eram ineficientes, pois meu corpo não estava segurando. Fui entubada, abriram novamente no local da cesárea e viram que se tratava de uma atonia uterina. Não havia outra saída, tiveram que remover o útero para salvar minha vida. Falaram que tudo foi feito milimetricamente no tempo exato, pois se demorassem um pouco mais para me fechar eu não resistiria.

Eu chorei tanto nesse momento, tanto... Mas nem por um instante lamentei por ter perdido o útero, meu choro era de gratidão por estar viva, tendo chegado tão perto da morte. Naquela hora, fui esmagada pelo medo do que podia ter acontecido, eu nunca mais teria minha filha nos meus braços, nunca mais beijaria meu esposo, nunca mais abraçaria minha mãe e a dor de pensar nisso era insuportável. E, em igual intensidade, era minha emoção e gratidão por ter conseguido sobreviver.

Hoje, dois anos e meio depois desse acontecimento, quero contar para vocês as duas grandes lições que aprendi com tudo isso.

Em primeiro lugar, **Deus é simplesmente perfeito**. Na verdade, perfeito é uma palavra muito simples para expressar a grandiosidade dEle. Ele é maravilhoso, Ele é tremendo. Sobreviver após tudo isso já pode ser considerado um milagre, mas é quando olhamos para os detalhes que percebemos a extensão e a divindade do cuidado do Pai Celestial. A minha vitória já tinha sido traçada por Ele muitos dias atrás.

Lembram da Tati que citei acima? Ela é cunhada de uma grande amiga minha, Dayana. A Day tinha perguntado para a Tati se ela estaria de plantão no dia do meu parto, mas ela disse que não estaria. Na véspera da minha cesárea, Dayana me avisou que uma colega de Tati tinha contraído covid-19 e que ela havia sido escalada para o plantão. Então Day pediu que ela ficasse "de olho em mim". Eu nem havia pedido isso, mas minha amiga teve esse cuidado.

Então, chegou o dia 28 de junho de 2022, dia do nascimento da minha pequena. Deixei meu esposo responsável por tirar as fotos, mas de tão nervoso que estava — homens (risos) —, ele não conseguiu abrir a câmera do celular. Tati, então, se ofereceu para tirar as fotos do celular dela. Depois do parto, ela pegou meu número e mandou as fotos e vídeos que fez para o meu WhatsApp.

Eu só conhecia Tati de vista; não tinha amizade com ela e tampouco o número de celular dela, mas o Pai Celestial preparou um caminho para que eu tivesse o seu contato.

Nove dias depois, quando minha hemorragia começou, eu lembrei que tinha o número dela salvo e mandei mensagem perguntando se ela estava no hospital porque eu estava indo para lá. Ela ainda não estava no plantão, mas entrou em contato com a equipe, explicou a situação e, quando eu cheguei no hospital, já tinha uma médica me esperando. Eu entrei de imediato e fui atendida. Eu tenho certeza de que se eu tivesse tido que esperar alguns minutos para passar pela recepção e aguardar ser chamada — afinal, os médicos de plantão poderiam estar ocupados em outros atendimentos, eu não estaria aqui hoje para contar esta história. Vocês percebem como Ele prepara tudo nos mínimos detalhes?

Depois da cirurgia, quando eu já estava no leito me recuperando, eu soube de outro fato no qual é impossível não reconhecer o agir de Deus. Dra. Reily, a médica responsável pela minha cirurgia e por salvar minha vida, já havia terminado seu plantão, mas resolveu ficar mais um pouco no hospital. Minutos depois apareceu meu caso.

Eu já tinha tentado contato com meu obstetra (por ligação e mensagens), mas ele ainda não tinha respondido. Dra. Reily agiu de imediato, viu a urgência da situação e me levou para o centro cirúrgico no tempo certo. Ela foi um instrumento de Deus para salvar minha vida. Talvez, se ela não estivesse ali naquele momento e outro profissional que me atendesse demorasse dez minutos a mais para tomar a decisão de me operar, eu não estaria aqui.

Eu sou a prova viva dos milagres que Deus realiza. Às vezes, ficamos sobrecarregados, frustrados, desesperançosos com os problemas e as provações que a vida nos faz enfrentar. Contudo, é importante lembrar que existe algo maior cuidando de nós e agindo para que no fim, tudo termine bem.

E só para a gente encerrar esse tópico, preciso contar mais um detalhe. Eu sabia que seria mãe um dia, mas não ficava pensando em maternidade. Eu me casei em 2017 e em 2019 começou a crescer em mim a vontade de ser mãe. Com esse sentimento, veio também uma certeza avassaladora: seria uma menina e se chamaria Lua. Nesse mesmo ano, eu até comprei um anel de Lua para simbolizar esse desejo, mas, por diversos motivos, resolvemos deixar os planos de gravidez para depois.

Em 2021, apenas um mês após parar de tomar o anticoncepcional, eu engravidei. Nem imaginava que seria tão rápido; eu tinha certeza de que seria a menina que tanto sonhei, mas, para garantir, orei bastante. A revelação do sexo foi na manhã de Natal de 2021 e meu desejo de Natal foi atendido; era ela, era minha Lua.

Deus, em sua infinita bondade, atendeu meu pedido, pois ele já sabia que ela seria minha única filha, e fez questão de mandá-la justamente do jeitinho que sempre sonhei.

A segunda lição que aprendi com tudo isso é que **nosso tempo nesta terra é precioso**. Só temos uma vida; não sabemos quando ela irá acabar e temos a missão de deixar nosso legado. E existe legado maior e mais importante do que os nossos filhos?

Todas as decisões que tomamos na maternidade tem implicações na vida deles. E como nutricionista e mãe, posso assegurar que os cuidados que temos com a alimentação dos nossos filhos ajudam a programar a saúde não somente deles, mas também dos nossos netos, bisnetos, e por aí vai. A gente começa esse cuidado desde os primeiros dias intrauterinos. Na verdade, vai mais além, começamos antes mesmo da fecundação, mas se eu for me aprofundar nisso, as palavras não caberiam neste capítulo. Então, vou apenas mostrar para vocês a importância e o grande valor dos primeiros mil dias — já ouviram essa expressão?

Ele é considerado o período de ouro no desenvolvimento humano e vai desde a concepção até os dois anos do bebê. Nesses primeiros mil dias de vida, existe uma grande plasticidade celular, e tudo o que acontece com o bebê nesse período deixa impressões permanentes em seus genes.

Vocês já perceberam que a maioria das recomendações dos órgãos de saúde são justamente para essa idade? Evitar o uso de telas antes dos dois anos, aleitamento materno no mínimo até dois anos, não consumir açúcar antes dos dois anos. Não é à toa, e sim porque tudo o que acontece nesse período impactará sua criança por toda a vida.

Precisamos compreender o peso das nossas escolhas. E sei, por experiência própria, que não é fácil. Amamentar tem suas dificuldades; cuidar da alimentação da forma certa, evitando o consumo de açúcar, de industrializados e ultraprocessados dá trabalho. Demanda tempo, dedicação, planejamento e até renúncias. No entanto, posso garantir que todo o sacrifício que fazemos nesses primeiros anos, serão compensados no futuro. Formaremos filhos saudáveis e felizes. E não é esse o maior desejo das mães para seus filhos?

É claro que os cuidados não devem se limitar até os dois anos, porém é preciso entender que esse é um período crucial, no qual nossas escolhas têm um peso bem maior do que imaginamos.

Quando alimentamos um bebê, uma criança, não estamos nutrindo apenas aquele ser. Além do impacto que a alimentação tem sobre os genes, também existe o aprendizado, a formação dos hábitos desde a infância — hábitos esses que serão levados por toda a vida e, depois, repassados aos seus filhos. Quando nutrimos nossas crianças, estamos nutrindo gerações. E isso também vale para além do alimento, afinal, como mães, também somos responsáveis por nutrir confiança, caráter, valores e emoções.

Nossa missão na maternidade é difícil, muitas vezes, desafiadora, mas também é sublime, divina, mágica e duradoura. Nutrir é a essência do maternar. Cuidamos dos filhos hoje e, ao desempenhar bem essa missão, estaremos guiando, inspirando e **nutrindo gerações**.

"Ao maternar, nutrimos corpo, caráter e emoções, mas essa missão vai além dos filhos — ela ecoa no tempo, construindo e nutrindo gerações inteiras."

Marina Dutra

Que reflexões ou recordações sobre a maternidade este capítulo lhe traz?

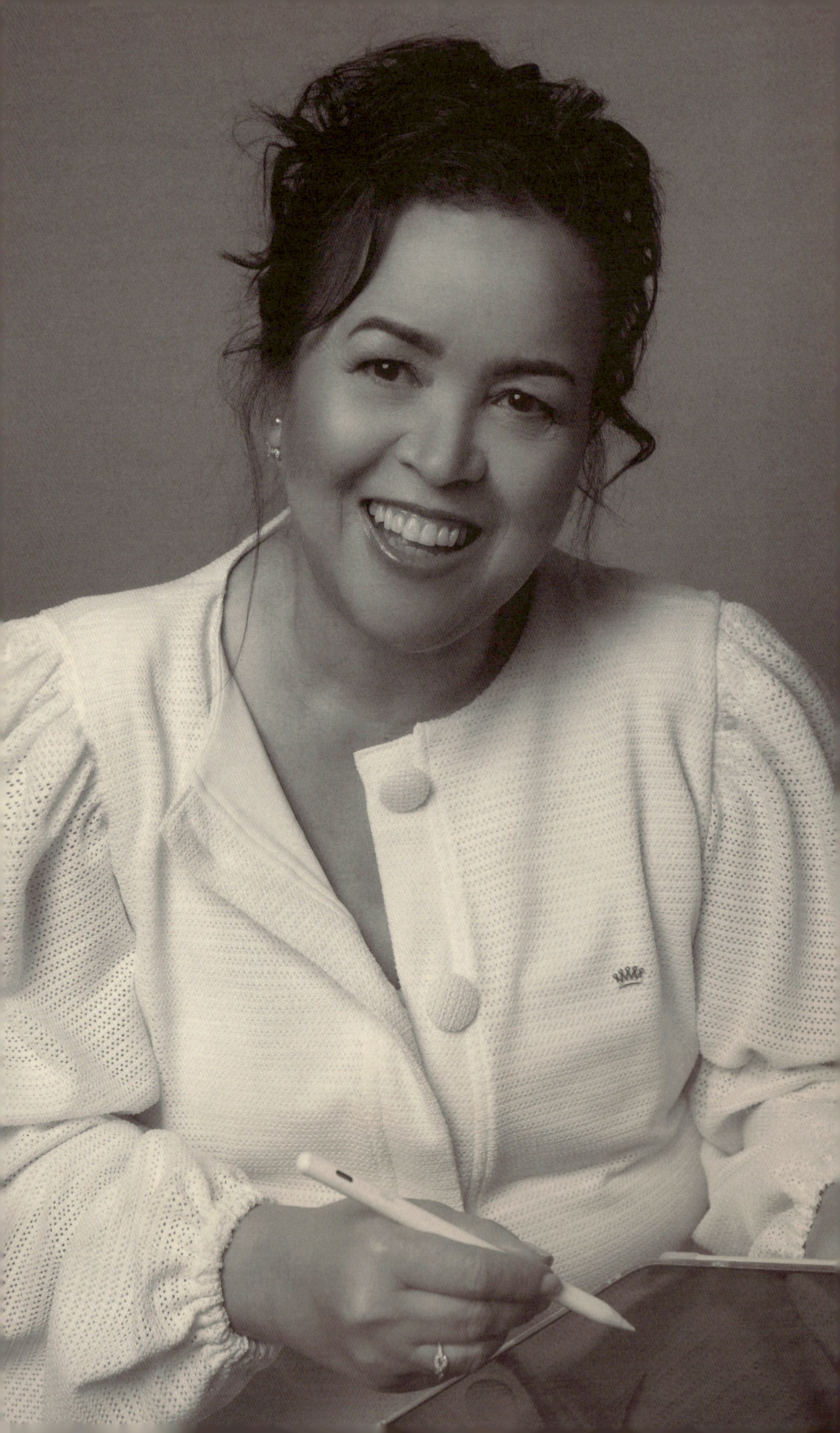

Mônica Vetsch Lichote

Sou Mônica, mãe de Vinícius Vetsch, de 24 anos, diagnosticado tardiamente com TEA nível 1. Sou fonoaudióloga e cirurgiã-dentista, com atuação nas áreas de odontopediatria e atendimento a pacientes com necessidades especiais.

Carioca de nascença, vivi por quatorze anos na Suíça, onde atuei em duas instituições voltadas para crianças e adultos com TEA. Possuo uma trajetória acadêmica sólida, com formações e especializações nacionais e internacionais.

Atuo como palestrante sobre TEA no Brasil, Suíça e Portugal, levando conhecimento e promovendo inclusão. Meu propósito é acolher famílias de forma humanizada e acessível, além de compartilhar minha história com mães que estão aprendendo a se reencontrar.

dra.monicavetschlichote

monicavetsch@gmail.com

Matrescência

Dores e delícias do maternar

13

O ninho esvazia, mas o amor permanece

Por Mônica Vetsch Lichote

Sou a primeira filha de uma mulher muito corajosa, que se tornou mãe aos 17 anos. Na época, ela estava estudando, mas teve que interromper seus planos para cuidar de mim. Isso foi um exemplo profundo de dedicação à maternidade. Minha mãe, tão jovem, abriu mão de seus sonhos para me criar, e foi ali que comecei a entender, mesmo sem perceber, o verdadeiro significado de se doar por um(a) filho(a).

Desde cedo, vi de perto a força, a resiliência e o amor incondicional que uma mãe carrega. Essa vivência não apenas moldou minha admiração por ela, como também plantou em mim a semente do que seria, muitos anos depois, a mãe que eu me tornaria.

Comecei a trabalhar jovem, aos 18 anos, na prefeitura do Rio de Janeiro/RJ, envolvida em projetos e, simultaneamente, cursando a faculdade de Fonoaudiologia. Quando finalmente me formei, senti que não podia simplesmente parar por ali, então decidi seguir meu sonho de ter uma vida acadêmica e me mudei para o interior de São Paulo. Lá, comecei a trabalhar na APAE, sempre com o desejo de ajudar pessoas com deficiência, algo que me encantava desde a infância.

Buscando aprimorar minha atuação na área educacional, fiz capacitação em docência e fui admitida no mestrado. Depois, decidi ampliar meus horizontes e fui para a Suíça, onde aprendi o idioma alemão; afinal, minha irmã já estava lá e poderia me auxiliar na minha adaptação.

Durante minha estadia como estudante por lá, tive a oportunidade de conhecer meu ex-marido; nossa história de amor foi incrível e vivemos momentos inesquecíveis juntos, além de compartilharmos o desejo de formarmos uma família.

Vivi durante quatorze anos na Suíça e fui pioneira ao estabelecer a primeira creche para filhos de brasileiros, portugueses e estrangeiros de língua portuguesa. Continuava exercendo a fonoaudiologia e enfrentando desafios, especialmente trabalhando com síndromes raras.

Ser mãe sempre foi um desejo que eu carregava dentro do meu coração, mas minha jornada até a maternidade foi marcada por desafios; vivi anos de frustrações tentando engravidar.

Cheguei a considerar a inseminação, mas, antes que essa decisão fosse tomada, descobri que estava esperando um bebê aos 33 anos. Desde o momento que descobri a gravidez, sabia que seria um menino. Eu sempre sonhava com um quarto e acessórios na cor azul. Um dia, no ultrassom, o médico disse que era menina, mas algo em mim sabia que ele estava errado. Quando retornei para um novo exame, veio a confirmação: era um menino — Vinícius, meu verdadeiro milagre.

A alegria foi imensa, mas a gravidez não foi nada fácil. Enfrentei complicações de saúde, entre elas o diabetes gestacional. Ainda assim, cada batida do seu coraçãozinho nas ultrassonografias me lembrava do amor e da esperança que esse bebê carregava. Ele foi muito desejado e esperado por todos ao nosso redor. Seu nascimento em setembro de 2000 foi um misto de alívio e preocupação.

Vinícius nasceu hipoglicêmico, não havia desenvolvido o reflexo de sugar e meu corpo não conseguiu produzir leite como eu esperava. Precisei suplementar sua alimentação e lidar com aquela frustração inicial de não conseguir alimentá-lo como eu tanto queria. No entanto, nada no maternar é perfeito. E essa foi a primeira de muitas lições que a maternidade me traria.

Nos primeiros anos, percebi que o desenvolvimento de Vinícius trazia desafios. A escoliose gestacional deixou marcas: ele foi gerado com a cabeça para um lado e tinha dificuldades motoras para movimentar-se livremente para a direção oposta. Com 2 anos, também veio o diagnóstico de baixa visão.

Apesar dessas dificuldades, Vinícius sempre foi muito inteligente, desde cedo, cresceu imerso em diferentes idiomas — o dialeto suíço-alemão, alemão e português. Eu, já trabalhando com autismo, via traços atípicos no meu filho. No entanto, o medo de estar projetando o que via no meu trabalho para dentro de casa me fez hesitar e, por vezes, ignorar alguns sinais.

Aos 8 anos do Vinícius, voltamos ao Brasil, apenas nós dois. Criá-lo sozinha foi desafiador. Trabalhei muito para garantir que tivesse tudo de que precisava, enquanto ele ficava na escola em tempo integral. Apesar da distância, o pai de Vinícius sempre foi muito carinhoso e presente em sua infância; vinha sempre que possível ao Brasil para visitá-lo.

Nessa época, eu contava com uma pequena rede de apoio para levá-lo e buscá-lo na escola, e, ao chegar em casa, ele gostava de brincar e, principalmente, de escrever. Criou diversos poemas, alguns dedicados a mim, e sempre demonstrou uma inteligência brilhante, mesmo quando tinha seu hiperfoco em alguns temas, como dinossauros e Lego.

Aos 48 anos de idade, com um filho já adolescente, eu ingressei na universidade para uma segunda graduação para atuar na área da odontologia para pacientes com necessidades especiais. Foram cinco anos de muito esforço e superação.

Foi justamente nesse período que enxergava ainda mais as diferenças que o Vinícius apresentava e que então eram mais evidentes do que nunca para mim. Ele não gostava de mudar de atividades, era seletivo para comer e sentia sobrecarga sensorial em várias situações. Sons altos, luzes fortes, multidões — tudo era demais para ele.

O diagnóstico de autismo nível 1 de suporte veio tardiamente, mas trouxe respostas para tantas perguntas que ele carregava. O Transtorno do Espectro Autista (TEA) é uma condição neurodesenvolvimental caracterizada por desafios na comunicação, interação social e padrões de comportamento repetitivos e restritos. O **Autismo Nível 1 de Suporte** é considerado a forma mais leve dentro do espectro.

As pessoas diagnosticadas com esse nível geralmente possuem inteligência média ou acima da média, como no caso do Vinícius. Receber esse diagnóstico fez com que ele finalmente entendesse por que agia e se sentia de modo diferente, por que sentia tudo com tanta intensidade. O suporte psicológico e o auxílio da medicação foram essenciais para manter seu bem-estar.

Contudo, sua capacidade acadêmica nunca foi um problema. Passou para uma universidade federal com uma nota excelente no ENEM, escolheu Arquivologia, mesmo com tantas pessoas ao redor imaginando que ele seguiria Medicina ou Odontologia. Durante a faculdade, destacou-se: foi monitor, fez estágios importantes e foi um dos organizadores do segundo encontro nacional de estudantes de Arquivologia (ENEARQ) em sua instituição de ensino. Sempre proativo, sempre engajado.

Ele sempre foi mais independente em tudo. As pessoas que trabalhavam comigo gostavam muito dele; sempre educado, respeitoso e gentil. Nunca foi mimado, mas, sim, incentivado a encontrar seu próprio caminho, com liberdade e responsabilidade.

Isso nos mostra que criamos nossos filhos para serem livres. Eu me lembro de uma analogia sobre uma viagem para a Itália: você planeja tudo, sonha com cada detalhe, se prepara para aquele destino, mas, ao desembarcar, descobre que não está na Itália, está na Holanda. A princípio, a frustração toma conta: "Não era isso que eu tinha planejado". Entretanto, ao longo do tempo, se você permitir, começa a perceber a beleza da Holanda. As tulipas, os moinhos, a cultura, os novos caminhos. **Assim é a maternidade.**

Criamos nossos filhos com um destino em mente, com sonhos projetados, mas eles podem escolher outros caminhos — e está tudo bem. Eles podem ter opiniões políticas diferentes, seguir outras religiões, amar de formas que não imaginamos, construir trajetórias que nunca passaram por nossas cabeças.

E o que realmente importa? O caráter, os princípios, o respeito e a felicidade que carregam. Se nossos ensinamentos serviram de alicerce para que eles se tornem boas pessoas, então a jornada valeu a pena.

Hoje, aos 24 anos, Vinícius decidiu voltar a morar na Suíça com o pai e segue sua própria história. A despedida no aeroporto foi uma das dores mais profundas que já senti. E essa dor tem nome: **Síndrome do Ninho Vazio ou Abandonado**. Esse é um fenômeno psicológico experimentado por pais quando os filhos saem de casa, seja para estudar, trabalhar ou formar sua própria família.

Esse momento marca uma transição significativa na vida dos pais, especialmente das mães que dedicaram anos ao cuidado e à criação dos filhos. Os sintomas incluem: sentimentos de tristeza profunda e solidão, com alterações no sono, apetite e humor, causando até dores musculares. As mães que experimentam a Síndrome do Ninho Vazio apresentam um aumento nos níveis de cortisol (o hormônio do estresse), o que pode levar ao desenvolvimento de condições como ansiedade e depressão.

No meu caso, o impacto foi tão grande que precisei ir por dois dias seguidos ao hospital, com pressão alta e mal-estar, após a despedida do meu filho. A sensação de vazio era avassaladora; voltar para casa depois do trabalho e não o encontrar, passar pelo seu quarto e quase poder ouvir sua voz, mas saber que ele não está mais ali.

Assim como ensinei meu filho a crescer e se adaptar ao mundo, precisei aprender a me reinventar, a encontrar um novo rumo e um novo sentido para minha própria existência.

Hoje, seguimos nos falando, respeitando os fuso-horários, as novas rotinas. Eu me adapto ao novo papel de mãe à distância, assim como minha própria mãe viveu comigo. E agora, minha missão é ajudar outras mães, seja na Fonoaudiologia ou na Odontologia. Auxiliar crianças que, como meu filho, merecem compreender suas diferenças e viver em um mundo que as acolha.

O ninho está vazio, mas o amor permanece, cresce e se transforma, porque ser mãe é isso: aprender a deixar ir, mesmo quando tudo o que queremos é segurar para sempre.

A maternidade não se encerra quando os filhos saem de casa. Ela fica na essência, no amor que transcende distâncias e no orgulho ao ver meu filho trilhar seu próprio caminho, levando consigo tudo o que ensinei e, principalmente, tudo o que vivemos juntos.

“A maternidade é se doar por inteira, sem garantias, e ainda aprender a reencontrar o melhor de si em meio à solitude.”

Mônica Vetsch Lichote

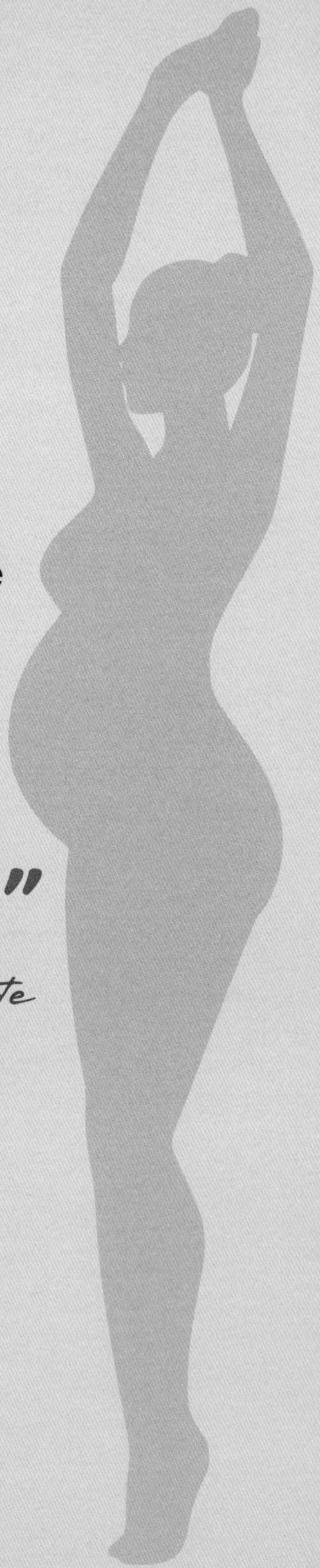

Que reflexões ou recordações sobre a maternidade este capitulo lhe traz?

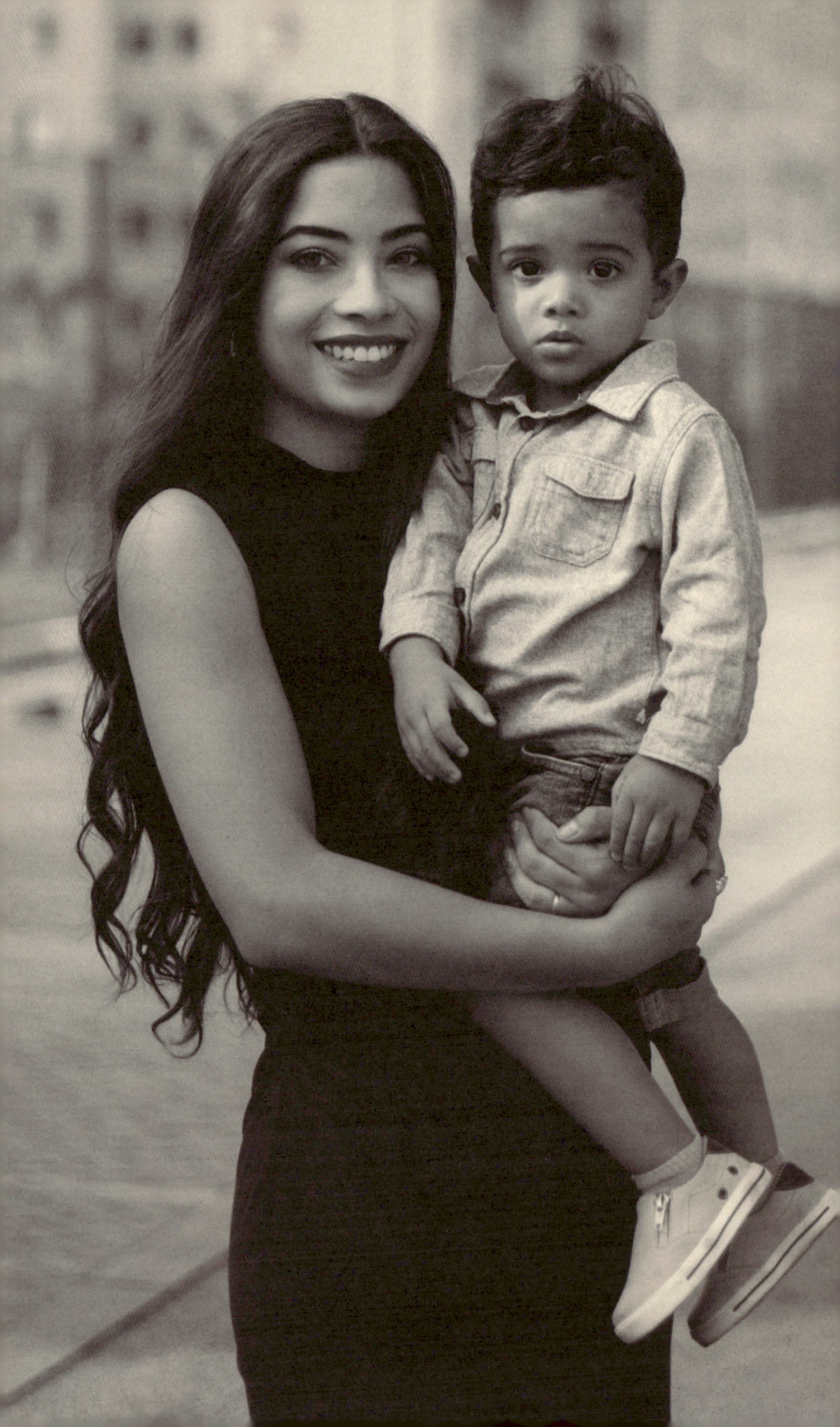

Monique Nicassio

Sou Monique Nicassio, cristã, casada com Franklin Nicassio e mamãe do Miguel. Deixei o regime CLT em 2024 para me dedicar à minha família e à minha nova carreira como criadora de conteúdo no nicho de maternidade. Com fé e amor, compartilho minha jornada de mãe e dona do lar, inspirando outras mulheres a encontrarem equilíbrio entre os desafios da maternidade e a conexão com Deus. Eu pensei que não estava preparada para o maternar, mas Deus me disse: "É tempo de gerar".

Acredito que a obediência a Deus nos guia para caminhos extraordinários, por isso estou aqui para motivar outras mães e futuras mamães a viverem com propósito e confiança. Vamos juntas celebrar a maternidade com fé, força e muito amor!

moniquenicassio

contato.moniquenicassio@gmail.com

Monique Nicassio

Matrescência

Dores e delícias do maternar

14

A verdade oculta por trás do maternar perfeito

Por Monique Nicassio

Maternar nunca foi sobre alcançar a perfeição, mas, por muito tempo, acreditei que deveria ser. Eu queria ser uma mãe impecável, seguir uma rotina organizada, oferecer sempre os melhores alimentos, ensinar com palavras doces e uma paciência inabalável.

Eu já estava no meu limite, completamente esgotada. A busca pela "mãe perfeita" me consumia e a cada dia eu tentava fazer mais, ser mais, como se isso fosse suficiente. Mas, no fundo, eu sabia que algo estava errado.

Eu me lembro do dia em que tudo desabou. Eu estava ali, com meu filho no colo, sentindo o peso das minhas próprias expectativas. A chupeta estava ali, dentro da gaveta, mas eu não queria dar. Eu tinha decidido, desde o início, que não usaria. Eu escolhi não ceder a essa opção, porque, para mim, era um símbolo de algo que eu acreditava ser importante: de que meu filho poderia aprender a se acalmar sem essa ajuda.

Contudo, mesmo com a escolha feita, eu me sentia dividida. A pressão era imensa. E o que eu sentia não era apenas a dúvida sobre a decisão, mas o peso dos meus pensamentos mediante essa escolha. "Será que estou errada?", "Será que estou dificultando demais as coisas?", "Talvez eu esteja criando um obstáculo para ele e para mim". Minha mente me enchia de questionamentos.

Eu me sentia sobrecarregada pela pressão de tentar ser tudo ao mesmo tempo e, apesar de todos os meus esforços, percebia que não conseguia dar 100% de mim para todos ao meu redor. Cada passo parecia mais difícil e a culpa me fazia pensar que eu não estava cumprindo o meu papel como mãe, como esposa e como mulher.

Descobri que a maternidade não me testava apenas na correria do dia a dia, mas na profundidade do meu caráter. E isso doía. Eu queria ensinar meu filho a andar nos caminhos do Senhor, mas minhas ações realmente refletiam essa verdade? Meu exemplo falava mais alto do que minhas palavras? Foi nesse choque de realidade que comecei a perceber: o maternar é um chamado muito maior do que eu imaginava.

Com o tempo, a exaustão tomou conta. Noites mal dormidas, acordando a cada 1 hora com o choro incontrolável do meu bebê. Meu marido se levantava para ajudar, mas ele queria o aconchego do meu colo. Eu me via em dias que pareciam intermináveis, acordando de pijama e passando o dia todo assim, sem energia para nada. E o meu cabelo? Melhor nem comentar.

Sabe aquele sentimento de estar no meio de uma rotina tão intensa, mas, ao mesmo tempo, perceber que algo está se perdendo? Não era só o cansaço físico. Havia algo mais pesado, um peso emocional que eu não sabia identificar direito. Sentia como se estivesse perdendo a essência da maternidade, o que realmente significava esse chamado. Eu buscava forças para seguir, mas sentia que estava me afastando da graça e do propósito que Deus tem para a maternidade.

Isso me lembrou da parábola da dracma perdida. A mulher que a perdeu não descansou até encontrá-la. Mas veja: ela não perdeu essa riqueza lá fora, mas, sim, dentro de casa, e isso me confrontou. Será que eu estava perdendo o valor divino do maternar dentro do meu próprio lar? No meio da rotina, do cansaço, das comparações e das frustrações, eu havia deixado de enxergar a missão que Deus me confiou?

Foi então que Deus me trouxe uma verdade transformadora: eu ainda tinha a "vassoura" na minha casa. Assim como aquela mulher que procurou sua dracma varrendo, limpando e iluminando seu lar, eu também precisava buscar. Uma verdadeira busca na oração, busca na Palavra, busca na presença de Deus. Fazer uma limpa dentro do meu coração e do meu lar, assim, permitindo que Deus colocasse tudo organizado em seu devido lugar.

O problema nunca foi a maternidade em si, mas como eu a estava enxergando. Eu via peso onde Deus via propósito. Eu via exaustão onde Ele via uma chance de crescimento. Eu via perda de identidade, mas Deus via uma nova identidade sendo moldada.

E foi então que Deus me revelou uma verdade libertadora: eu nunca tinha perdido quem era. A maternidade não me roubou nada. Pelo contrário, Ele me chamou para ser transformada, para me tornar algo novo. Eu não estava perdendo minha identidade; estava resistindo à nova versão que Deus queria formar em mim.

Foi quando me lembrei de Jeremias 18, em que Deus manda o profeta descer à casa do oleiro. Ali, o oleiro trabalhava com o barro, moldando-o conforme sua vontade. Se o vaso se quebrava ou não tomava a forma desejada, ele recomeçava o processo, transformando-o novamente em algo útil e belo.

Naquele momento, entendi: Deus era o Oleiro e eu era o barro. Contudo, em vez de me entregar completamente em Suas mãos, eu resistia. Tentava manter minha forma antiga, segurando com força uma identidade que Ele queria aperfeiçoar. Cada desafio, cada cansaço, cada lágrima fazia parte do processo de moldagem.

A maternidade, muitas vezes, me fez sentir pequena, cansada e até perdida. Mas e se, em vez de enxergar isso como um sinal de fraqueza, eu visse como um chamado para ser moldada? E se cada noite mal dormida, cada momento de exaustão e cada renúncia fossem, na verdade, mãos divinas me lapidando para algo maior?

Eu precisava descer à casa do Oleiro. Precisava permitir que Deus quebrasse meus pensamentos distorcidos, minha rigidez, meu medo de mudança. Porque só um coração moldável pode ser transformado. Só um vaso rendido pode cumprir seu propósito.

A maternidade não veio para me diminuir, mas para me refazer, para me tornar mais paciente, mais dependente de Deus, mais parecida com Cristo. E, nas mãos do Oleiro, finalmente entendi que ser moldada por Deus é infinitamente melhor do que me apegar ao que eu achava que deveria ser.

Se fui criada por Deus como auxiliadora idônea, se Ele me chamou para ser mãe, então já havia me preparado para esse papel antes mesmo de eu existir. O Senhor não me deu um filho para que eu me sentisse incapaz, mas para me fazer crescer e refletir Sua imagem.

Maternar com propósito é uma escolha. Todos os dias, sou colocada diante de situações que testam minha paciência, minha fé, meu caráter. Em um minuto está tudo bem; no outro, sou desafiada a reagir. E, nesse momento, tenho uma escolha: alimentar meus instintos carnais ou obedecer a Deus?

"Escolha a oração em vez da reclamação." Essa frase ecoa na minha mente nos dias difíceis. O maternar pode ser cansativo, mas há um valor eterno nisso. Não é algo que fazemos hoje e colhemos amanhã. É um plantio contínuo, um investimento que veremos florescer no futuro.

Se for para ter controle e perder a visão da graça, prefiro entregar esse controle a Deus. Prefiro confiar que Ele está moldando não só o meu filho, como também a mim. Porque maternar não é apenas cuidar de um bebê fofo e cheiroso. É ser transformada em caráter, é aprender a abrir mão do ego, é ser esticada além da zona de conforto.

Nos primeiros meses, senti que minha vida havia sido virada do avesso. Eu me sentia feliz, mas, em alguns momentos, também me sentia sufocada. E isso me fazia sentir culpa. Como eu podia amar tanto meu filho e, ao mesmo tempo, desejar um momento de silêncio, um espaço para respirar?

Foi então que entendi algo: a maternidade não anula quem somos. Deus não espera que nos tornemos robôs programados para apenas servir. Ele deseja que encontremos equilíbrio, que saibamos nos cuidar, que busquemos nEle a força para continuar.

Eu passei a enxergar os momentos difíceis como oportunidades. Cada birra, cada noite em claro, cada desafio era uma chance de me tornar mais parecida com Cristo. Em vez de apenas reagir, comecei a buscar intencionalidade. O que Deus queria me ensinar naquele momento? Como eu poderia refletir Seu amor para meu filho, mesmo no cansaço?

E sabe o que aconteceu? A maternidade deixou de ser um fardo e passou a ser um privilégio. Claro, ainda existem dias difíceis. Ainda há momentos em que choro, em que me sinto sobrecarregada, mas agora sei que não estou sozinha. Deus caminha comigo nessa jornada.

Ele me lembra de que cada semente plantada hoje dará frutos no futuro, que cada oração feita sobre meu filho, cada exemplo de fé que ele vê, cada palavra de amor que escuta será parte da construção do seu caráter.

A maternidade me ensinou que a força não está na minha capacidade, mas na graça de Deus, que não preciso ser perfeita, apenas fiel, que não sou suficiente por mim mesma, mas sou sustentada por Aquele que me chamou para essa missão.

Maternar nunca foi sobre perfeição. Sempre foi sobre aprender a depender de Deus. E, quanto mais entendo isso, mais leve a jornada se torna. Aprendi a celebrar as pequenas vitórias diárias: um sorriso depois de um dia difícil, uma nova habilidade adquirida e o primeiro "Eu te amo, mamãe".

Talvez hoje você esteja exausta, com um cansaço que não é só físico, mas da alma. Entre fraldas, mamadas, brinquedos espalhados e birras inesperadas, você se pergunta: "Será que estou fazendo o certo?", "Será que sou boa o bastante?".

Eu sei que, muitas vezes, você se sente invisível. Ninguém vê as noites mal dormidas, as refeições frias, os banhos apressados. Ninguém percebe o quanto você abre mão de si mesma para dar o melhor ao seu filho. E, no meio de tudo isso, a culpa vem à tona: por se sentir cansada, por perder a paciência, por, às vezes, desejar um momento só para você.

Mas eu quero lembrá-la de algo poderoso: Deus vê você. Ele vê cada lágrima silenciosa, cada oração, cada esforço que parece pequeno, mas tem um impacto eterno. Ele não apenas a vê, Ele a sustenta, Ele lhe responde, mesmo quando o silêncio parece longo demais.

A maternidade não é um peso que você carrega sozinha. Deus está moldando não apenas o seu filho, mas também você. Ele está a fortalecendo, ensinando-a a amar como Ele ama, a ter paciência e a confiar n'Ele, até mesmo nos dias mais difíceis.

Então, quando o peso parecer insuportável, corra para Ele. Não tente ser forte sozinha. Deixe que o Espírito Santo encha seu coração de paz, renove suas forças e a lembre de que você é vista, amada e sustentada por Ele.

“Maternar nunca foi sobre ser perfeita, sempre foi sobre aprender a depender de Deus.”

Monique Nicassio

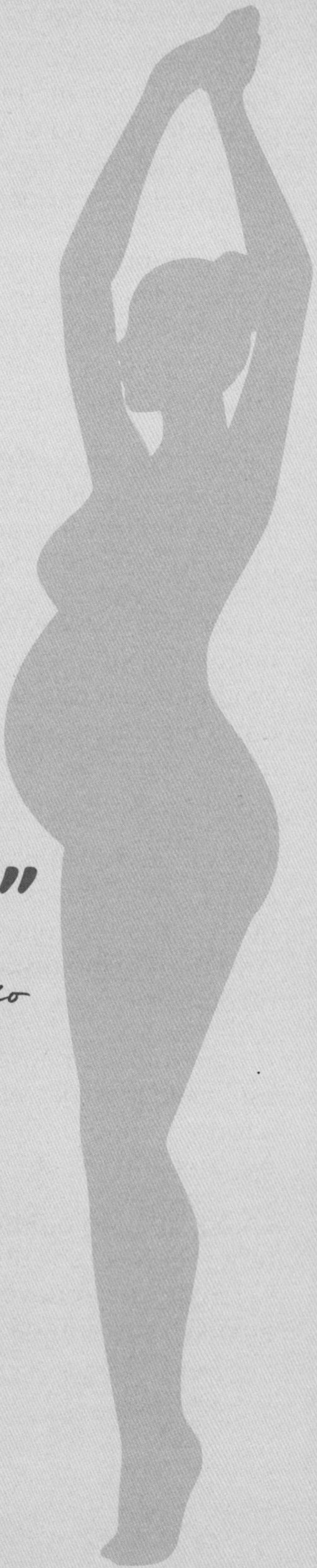

Que reflexões ou recordações sobre a maternidade este capítulo lhe traz?

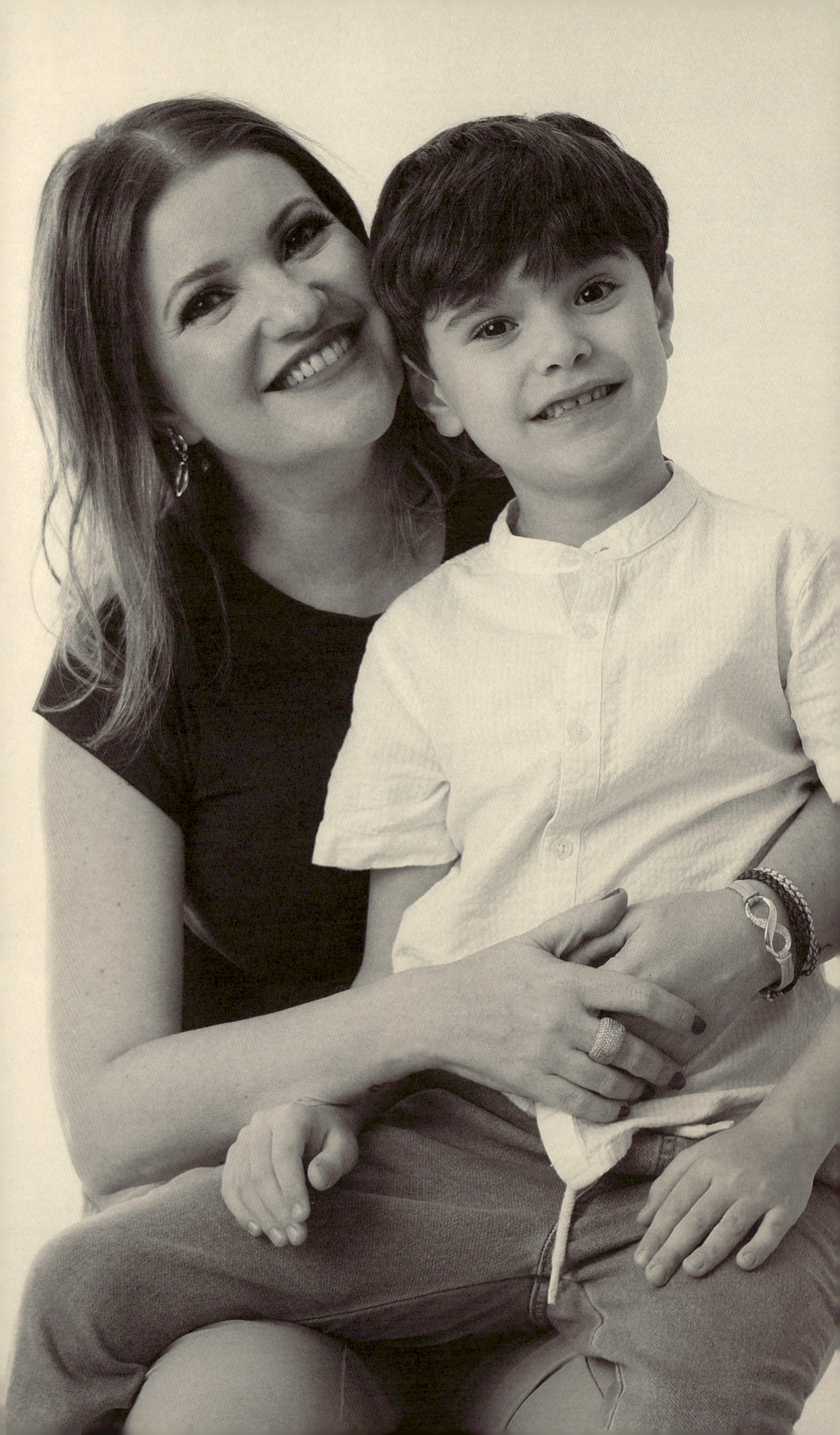

Priscyla Furlan

Sou Priscyla Furlan, mãe do Fabinho. Apaixonada por salas de aula e boas conversas, sou uma defensora fervorosa dos movimentos de autoconhecimento e desenvolvimento. Trabalho há mais de 25 anos com desenvolvimento humano e fui uma das principais executivas de RH de um grande grupo financeiro francês.

Estou à frente da Aquarela *Coaching* e Desenvolvimento, resultado de uma transição de carreira muito desejada e planejada, em que atuo como *coach*, mentora, treinadora comportamental e conselheira de carreira. Sou bacharel em Administração de Empresas pela Mackenzie, pós-graduada em Recursos Humanos pela FEI, *master coach*, treinadora comportamental e mediadora do *podcast* Entre Manas.

A maternidade é a minha experiência mais feliz e colorida.

aquarelacoaching

Priscyla Furlan

priscylafurlan8825

www.aquarelacoaching.com.br

Matrescência

Dores e delícias do maternar

15

Coisas que a maternidade me ensinou

Por Priscyla Furlan

Eu nunca imaginei uma vida sem filhos. Desde a infância e a adolescência, eu sonhava com uma família grande e muito feliz. Eu imaginava ter uns três filhos, uma casa cheia, muito sonora e cheia de amor. Eu imaginava e planejava. Contudo, além de imaginar e planejar, eu acreditava que isso tudo aconteceria de forma muito simples e natural quando atingisse um patamar de sucesso no casamento, no trabalho e nas finanças.

Imaginar e planejar não foram o suficiente, infelizmente. Entre a decisão definitiva de que era a hora certa de ser mãe e o nascimento do Fabinho, passaram cerca de cinco anos; todos os meus pensamentos e sentimentos giravam em torno da frustração por não conseguir engravidar.

Os primeiros dois anos foram apenas de tentativas normais, sem imaginar tudo o que ainda estava por vir: o meu diagnóstico de uma infertilidade significativa — uma tuba uterina invertida e outra completamente obstruída e, além disso, uma aderência de ovários e intestino provocada por uma possível infecção não diagnosticada e não cuidada provavelmente na infância.

Um cenário interno caótico que explicava muita coisa e com o qual eu briguei por meio de procedimentos extremamente dolorosos como hidrotubação e insuflação química.

Esse diagnóstico de infertilidade foi uma das maiores dores que eu já senti na vida; era como se ele me afastasse e me privasse do meu maior sonho, do meu maior desejo na vida: eu realmente não imaginava uma vida sem filhos.

Depois disso, ainda foram três anos de tratamento envolvendo hormônios, inseminações, fertilizações *in vitro*, exames, injeções quase diárias, embriões, testes de gravidez positivos, negativos, embriões implantados, desespero, dor e muita frustração antes de acontecer o nosso milagre chamado Fabinho.

No entanto, a minha história teve um final feliz. Em 1º de dezembro de 2017 nasceu o Fabinho e a sua chegada promoveu as maiores mudanças e aprendizados de toda a minha vida. E é isso que quero compartilhar com você que está lendo o *Matrescência* em busca de inspiração, respostas e até alento.

Aprendizados sobre maternidade, coragem e amor

Em 2017, escrevi um texto falando sobre maternidade e coragem na reta final da gestação do Fabinho. Ele ilustra muito bem — até hoje, por sinal — o que eu aprendi sobre maternidade, coragem e amor. Vou reproduzi-lo aqui para compartilhar a reflexão com vocês.

"Ser mãe não fez de mim uma mulher mais corajosa.

É impressionante quanto medo a gente sente: medo do exame dar negativo — e com esse, foram mais de cinco anos de convivência —, medo se realmente vai ter um coraçãozinho batendo de verdade — só quem procurou desesperadamente por um coraçãozinho batendo sabe o que estou dizendo —, se ele está vivo depois de um sangramento assustador, medo de fazer algum movimento brusco, medo de piscina, chuveiro, escadas, rampas e qualquer tipo de comida de procedência desconhecida; medo se cada pé e cada mãozinha tem realmente cinco dedinhos, se o crânio está se formando na medida certa, se os batimentos cardíacos continuam no ritmo adequado, se ele tem estômago, se tem rins, se o diafragma já está ensaiando o movimento da respiração, se a coluninha está com todas as vértebras em ordem, se ele se mexe, se ele não se mexe, se está dentro do famoso 44 percentil — que eu nunca tinha ouvido falar —, medo, medo, medo...

Medo da hora do parto, medo de ele nascer antes da hora, medo de não ouvir aquele chorinho característico de um bebezinho chegando ao mundo, medo de não ter leite, medo de ver ele sofrendo com cólicas, medo de machucar a moleira, do umbigo não cair, medo de deixá-lo se afogar na banheira, medo de quando ele se engasgar pela primeira vez, aquele medo e a necessidade de vigiar de minuto em minuto se ele está respirando enquanto dorme... Amiga, entenda: ser mãe não vai fazê-la mais corajosa; não me fez ser mais corajosa.

Definitivamente, é a etapa da minha vida em que eu mais senti medo. Eu sei que vou continuar sentindo esse medo enquanto viver; sei que vou ter medo dos tombos, da bicicleta, de quando ele for atravessar a rua sozinho, de quando se apaixonar pela primeira vez, de quando namorar, da possibilidade de alguém partir o seu coração, de quando começar a dirigir, de todas as vezes que ele for para a balada. Eu sei que esse mesmo medo vai me acompanhar durante muitas noites em claro, esperando ele chegar. Talvez, esse medo seja o meu pensamento em todas as noites da minha vida antes de dormir.

A minha sorte é que aprendi que podemos usar todas as nossas emoções — inclusive as que parecem negativas, feito esse medo todo — a nosso favor. E eu uso esse meu medo todo para amplificar o amor que sinto por você, meu filho. E é esse mesmo amor que vai deixar todas as nossas experiências juntos extraordinárias, é esse amor que vai alegrar meu coração a cada nova conquista que você fizer, a cada barreira que você romper, a cada passinho que você der rumo à sua independência, ao seu crescimento.

Mas essa questão de dizer que ser mãe vai fazer de você uma mulher mais corajosa, para mim, é pura conversa. Ser mãe vai fazer de você, como fez de mim, alguém que descobre apenas que é capaz de amar muito, muito mais do que imaginava durante a sua vida toda. Só isso. E o amor não é nada além de um grande fio condutor para todos os nossos sentimentos, entre eles, esse bendito medo que vai nos acompanhar até o último suspiro."

Quase oito anos depois desse texto, o amor e o medo continuam trabalhando em parceria por aqui.

Aprendizados sobre maternidade, paternidade e rede de apoio

Infelizmente, o meu casamento com o pai do Fabinho não sobreviveu a mim. Nosso casamento não sobreviveu à minha ansiedade, aos meus sonhos, ao meu temperamento e à visão de futuro e objetivos que eu tinha.

Mas eu agradeço a Deus todos os dias pelo pai incrível que o Fabinho tem, pela pessoa extraordinária com quem divido com muita proximidade e conexão a missão de maternar.

O Fabio pai — como eu carinhosamente o chamo — me ensina todos os dias como é importante uma parceria de vida na criação de um ser humano. Eu não estou dizendo que a separação é fácil e indolor, não estou dizendo que se divorciar é o melhor caminho e que a cicatrização de um processo como esse é simples. O que eu estou dizendo é que a vida é muito melhor quando uma mãe e um pai são bons parceiros nessa missão.

E eu não posso falar de maternidade sem falar da minha irmã Patricia — ela me ensinou praticamente tudo o que eu sei sobre ser mãe. Ela foi mãe alguns anos antes de mim e eu recebi a missão de ser madrinha dos dois grandes tesouros que ela trouxe ao mundo: Enzo e Eloise.

Nossa proximidade, nosso amor de irmãs e a admiração enorme que tenho por ela, o exemplo de superação e de mãe que ela é para mim, fazem realmente com que eu ame meus sobrinhos como filhos e sei que ela ama o Fabinho desse jeito também.

Ser mãe e ter o Fabio pai e minha irmã Patricia com certeza enche o meu coração de alegria, paz e gratidão.

Aprendizados sobre maternidade e trabalho

Será que menos disponibilidade é mesmo sinônimo de menos produtividade? Nesses últimos cinco anos trabalhando como consultora de carreira e *coach*, recebi algumas dezenas de mulheres que foram desligadas de suas organizações em menos de um ano após o retorno de suas licenças-maternidade.

Em todas elas, eu encontrei um pensamento gritante, o mesmo pensamento que me perseguiu entre 2017 e 2019: a vida corporativa não está preparada para entender que menos disponibilidade não quer dizer menos produtividade. Esses anos mencionados foram marcados pela minha gestação, licença-maternidade, retorno ao trabalho e desligamento da mãe do Fabinho (aquele garotinho lindo que está comigo na foto de abertura deste capítulo).

E isso é normal? **Não!** Não é e nem pode ser considerado normal. Essa atitude pode ser bastante comum nas empresas, independentemente do segmento, do porte e das políticas de diversidade e inclusão. Ela é comum, mas não pode ser normal.

É indiscutível que uma das consequências mais diretas da maternidade seja uma redução na nossa disponibilidade, mas ela é inversamente proporcional no quesito de produtividade.

Quando você se torna mãe, naturalmente aprende a fazer o dobro, até o triplo das coisas em metade do seu tempo. E que pena que muitas organizações não têm tolerância suficiente para essa descoberta!

Que pena que as organizações se precipitam em desligar centenas, milhares de mulheres no dia do retorno ao trabalho, depois que essas profissionais organizaram sua logística de amamentação, creche, rede de apoio e afins, cientes de que haverá uma redução na sua disponibilidade, mas ávidas por mostrar sua produtividade, seu desejo de crescer e oferecer o seu melhor!

Ah, que pena que tanta gente ache normal o que infelizmente ainda é só comum! Esse foi o meu maior aprendizado sobre maternidade e trabalho.

Minhas considerações finais

Eu oro a Deus diariamente para que Ele me ajude a ser o melhor exemplo de tudo que eu acredito. Ser mãe sempre fez com que eu desejasse ser uma pessoa melhor pensando no meu filho. Só que é impossível ser uma pessoa melhor para o meu filho sem ser uma pessoa melhor para o mundo.

Os aprendizados de uma criança, em sua primeira infância, são indiscutivelmente baseados em tudo aquilo que ela é capaz de observar, nas atitudes das pessoas ao seu redor, nos exemplos e comportamentos de quem está mais pertinho delas: seus pais, familiares e afins.

Ser a melhor mãe para o meu filho exige que eu seja um ser humano melhor para o mundo, que eu vigie minhas atitudes, que eu seja honesta e generosa em minhas palavras, que eu não faça promessas que não serei capaz de cumprir, que eu honre meus combinados, que dê a cada pessoa que cruzar o meu caminho o meu melhor, que mostre o valor e não só o preço das coisas e, acima de tudo, que eu seja o melhor exemplo de tudo aquilo que acredito.

E Deus, por meio do milagre da vida do Fabinho, é quem faz de mim o melhor exemplo de tudo que acredito.

Gratidão, Senhor, por essa enorme bênção chamada maternidade.

“Para ser a melhor
mãe para o meu filho,
eu preciso ser uma
humana melhor
para este mundo.
E a maternidade
nos revela essa
responsabilidade.”

Priscyla Furlan

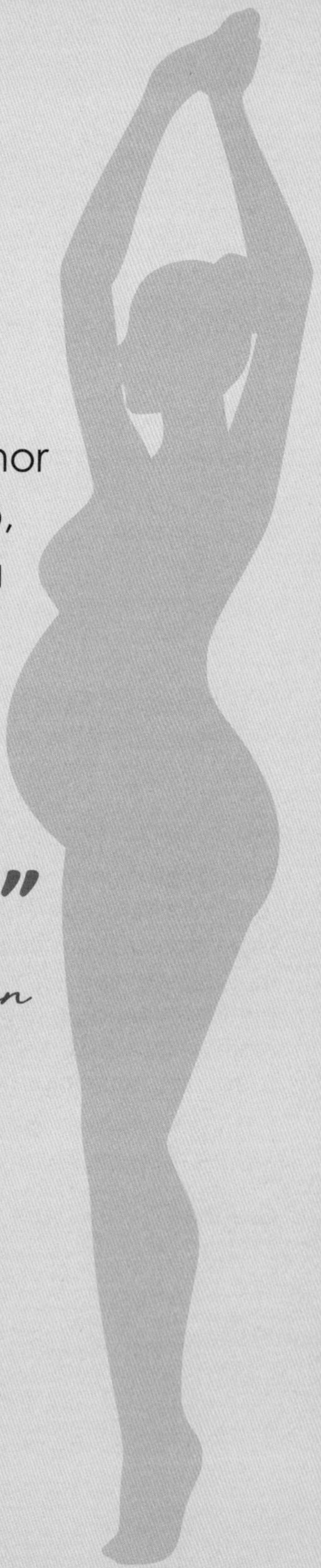

Que reflexões ou recordações sobre a maternidade este capítulo lhe traz?

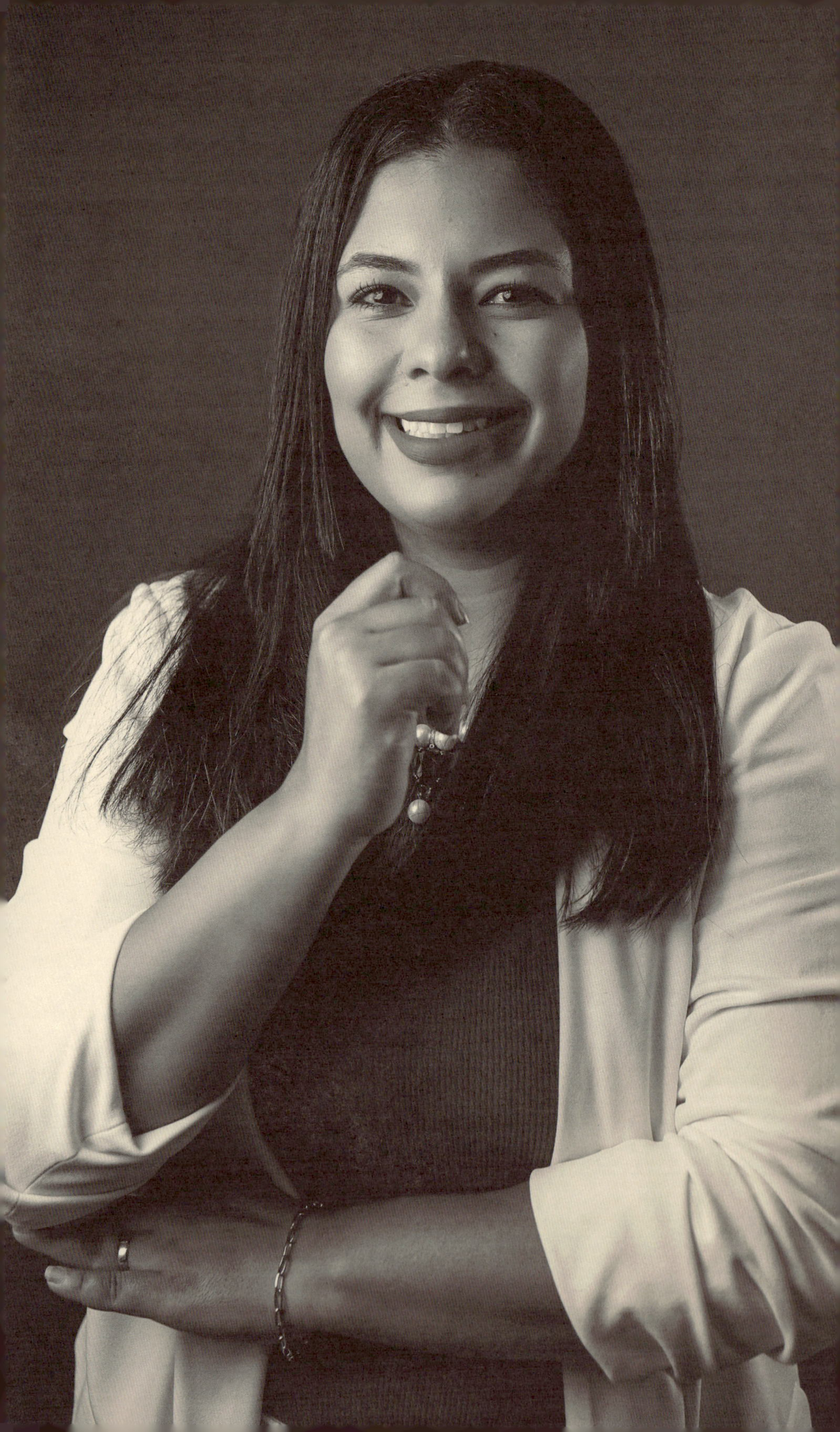

Wanessa Passos

Sou Wanessa Martins Passos Andrade, natural de Itumbiara/GO, onde resido com a minha família: meu esposo Aercilon Carlos, minha filha Maria Alice e meus filhos, João Pedro e Antônio Miguel. Formada em Direito, atuo como servidora pública, mas a paixão pelo empreendedorismo e o mercado digital me tornou mentora digital de mães e mulheres.

A maternidade me fez ressignificar a palavra sucesso e abriu um horizonte de oportunidades na minha vida. Sou mais feliz porque sou mãe e busco viver uma maternidade equilibrada, em que consigo me realizar profissionalmente, cuidar da minha família e ainda ter tempo para mim. Acredito que ser mãe não é sobre perfeição, mas sobre encontrar leveza e propósito em cada momento, conciliando as facetas da vida com amor, fé e propósito.

wanepassos

wanepassos@gmail.com

16

Maternidade: uma jornada de fé, amor e propósito

Por Wanessa Passos

Tudo mudou quando me tornei mãe. E, ao contrário do que muitos dizem, não perdi a minha vida — eu a encontrei. Descobri uma força que não sabia que eu tinha, um amor que transbordou para além de mim e uma fé que me sustenta nos desafios mais improváveis. Para mim, a maternidade não é um conto de fadas, é uma jornada de renúncias e embates internos e, ao mesmo tempo, uma colheita de bênçãos imensuráveis.

Neste capítulo, eu compartilho como a maternidade me ensinou a amar mais, a fortalecer a minha fé e ser fiel ao meu propósito de vida. Para começarmos, vou colocar você a par da Wanessa que eu era antes da maternidade.

Sempre sonhei em me casar e ter filhos. Eu me lembro de que, quando era adolescente, antes de dormir, ficava imaginando como seria minha rotina. Eu pensava na minha casa, no carro que teria, em como seriam meus filhos, meu marido... Era quase uma novela que passava na minha mente antes de eu adormecer. Acontece que o tempo passou e a educação que eu recebi em casa era voltada para que eu estudasse, me formasse e me tornasse uma mulher independente, com uma carreira de sucesso.

E aqui eu faço um adendo: eu agradeço todos os dias por meus pais terem se esforçado tanto para que eu estudasse, me formasse e fosse independente. Entretanto, acredito que a vida vai muito além de uma carreira de sucesso e, por vezes, a felicidade não vai nos encontrar no topo da nossa carreira. E, então, vem a frustração, o tempo que não volta mais, a fertilidade que não é mais a mesma.

Por isso, acredito na necessidade de um equilíbrio. Afinal a nossa vida não é feita apenas de um vértice, mas de vários que juntos nos fazem ser quem somos. Então, é preciso que todas as áreas da nossa vida — espiritual, financeira, social, profissional etc. — estejam ao menos alinhadas para nos sentirmos felizes e realizadas.

Feito o adendo, continuo a história. No auge dos meus 21 anos, me formei em Direito. Passei na OAB, trabalhava em um escritório de advocacia e havia sido aprovada em dois concursos públicos para o Tribunal de Justiça do Estado de Goiás. Eu estava pronta para ser a mulher independente e de sucesso que meus pais me fizeram acreditar que eu podia ser. Ainda na faculdade, conheci meu esposo. Começamos a namorar e pretendíamos nos casar assim que ele terminasse a faculdade, um ano após a minha formatura. O plano perfeito!

Assim que ele terminou a faculdade, fez o pedido de casamento e começamos a organizar a tão sonhada cerimônia para o início do ano subsequente. Ele assumiu um cargo no serviço público e precisou mudar de cidade, logo em seguida, eu também fui convocada a assumir o concurso público que havia passado, na mesma cidade. Tomamos a decisão de já residirmos juntos, para enxugar os custos e economizar para o casamento.

Até aí tudo certo, mas uma visita ao médico tirou a nossa paz. Descobri que estava com um mioma de um tamanho razoável no útero e que isso poderia trazer alguma dificuldade para gerar filhos, de modo que meu médico aconselhou que eu tentasse logo. Isso porque, conforme se desenvolvesse o crescimento do mioma, poderia haver a necessidade de retirada do útero.

Um grande balde de água fria, mas que serviu para chegarmos aonde estamos hoje. Muitas vezes, acreditamos que temos o controle de tudo e que, ao nosso bel prazer, realizaremos aquilo que desejamos, incluindo ter nossos filhos, mas a verdade é que não é bem assim. Os filhos são dádivas que nos foram concedidas por Deus e não um direito nosso.

Diante dessa notícia, considerando que já estávamos morando juntos, decidimos adiantar o casamento para outubro do mesmo ano, para que o mais rápido possível pudéssemos dizer o nosso "sim". Nós os casamos em outubro e eu engravidei em dezembro.

Um misto de medo e alegria tomou as nossas vidas e, logo, conheceríamos um amor que não caberia no peito. No fim, o mioma não teve tanta importância na minha fertilidade e praticamente desapareceu após a minha primeira gestação. Um verdadeiro milagre que até hoje, quatro filhos depois, não tenho como explicar.

E foi aqui, depois que tive a Maria Alice, que minha vida mudou completamente. Eu vivi cada momento da gestação e do nascimento dela com muito amor e carinho. Eu vi cada mudança no meu corpo acontecer e minha relação com meu esposo se fortalecer. Foi maravilhoso. Quando a Maria Alice nasceu, nasceu uma nova mulher, uma mãe.

Mas com o passar do tempo, especialmente quando voltei a trabalhar, eu comecei a sofrer muito, com algo que acredito que todas as mães passam e pouco se fala a respeito. Então, eu apelidei esse momento de: a síndrome da vida paralela.

Esse nome faz referência a uma das obras mais famosas de Plutarco (MARSILI, 2024, p. 61), filósofo grego que viveu no auge do Império Romano, cujo nome ficou imortalizado por conta da atividade de biógrafo. O referido estudo consistia em escolher duas grandes personalidades, um grego e um romano, que tinham a mesma ocupação, ou seja, dois médicos, dois guerreiros. E depois de uma introdução, em que descrevia essa semelhança, o biógrafo passava logo a mostrar como eram diferentes.

Bom, era isso que acontecia na minha vida. Eu que sempre fui independente, produtiva, estudiosa, me vi parada no tempo e com dificuldades para me adaptar à nova rotina de mãe, esposa, servidora pública e concurseira. Isso porque eu não aceitava a ideia de que minha vida havia mudado e via minha casa, meu esposo e minha filha, tão desejada, como um estorvo, um entrave que me impedia de viver a minha vida pessoal, de ter mais tempo para mim, de estudar mais.

E assim eu tentava viver duas vidas, escrever duas biografias, uma tão distante da outra que pareciam mesmo ser de uma grega e uma romana, mas eram as biografias paralelas de uma mesma pessoa. E eu demorei para perceber, mas isso drenava a minha energia e na tentativa de ser duas pessoas distintas, acabava não sendo nenhuma e via a minha felicidade, sonhada e idealizada desde os tempos de menina, se esvair.

De fato, eu não era feliz estudando, trabalhando, sendo produtiva e independente; também não era feliz na minha casa, com meu esposo e minha filha. A tão sonhada maternidade começou a se tornar um fardo. Eu passei a me questionar se a vida era para ser realmente assim.

E é aqui que entra Deus. Os meus questionamentos, os meus anseios internos e a minha busca pela felicidade me levaram a uma busca também por Deus. Eu que sempre fui católica, frequentava a igreja, líder de grupos de jovens, vivi uma grande virada de chave e conversão.

Em meio a pandemia, nós começamos a rezar mais, a acompanhar mais as pessoas que buscavam o mesmo que nós. Para o bem ou para o mal, nesse período difícil, as redes sociais se tornaram grandes aliadas e nos ensinaram muito. Tivemos acesso a pessoas e conhecimento que talvez nunca teríamos.

Eu pude ver famílias numerosas, mães que abandonaram tudo para ficar em casa cuidando dos filhos, outras que trabalhavam fora ou mesmo em casa e cuidavam dos filhos e do marido com maestria — e todas elas tinham algo em comum: um brilho no olhar que eu jamais vira; uma força e uma delicadeza que as faziam parecer anjos; uma fé inabalável que fazia ecoar um testemunho ensurdecedor.

Eu sei que devemos ter cuidado com a vida perfeita que se pinta na internet, mas não era isso que eu via naquelas mães e naquelas famílias. E foi só aí, anos depois do nascimento da minha primeira filha, que eu percebi que a diferença entre mim e aquelas mulheres é que elas tinham as virtudes necessárias, ou ao menos buscavam ter, para lidar com os seus egoísmos e eu não.

Eu precisava amadurecer, deixar de lado o meu eu para amar meu esposo e minha filha; eu precisava lutar com as forças que queriam desmembrar a minha personalidade, e me tornar uma única mulher, mãe e esposa feliz. Afinal, não há nada de mau em ser uma mulher que tem uma carreira sólida, que gosta de estudar e ter um tempo para si mesma, que se cuida e está sempre bonita. Mas há uma grande diferença entre viver tudo isso focada apenas em si, para o seu próprio deleite, e viver tudo isso dando um sentido extraordinário que transcende o seu próprio ser e emana até sua família.

Foi assim que eu encontrei o verdadeiro sentido para a maternidade e a vida em família, e passei a lutar com todas as forças para que a minha vida não fosse mais uma tentativa frustrada de ser feliz, mas um verdadeiro caminho para a felicidade. E isso só foi possível depois que eu entendi que uma vida feliz passa pela cruz, pela entrega total, quando ultrapassamos o "'medo de morrer', pois entregar-se é, de fato, um simbólico morrer para si mesmo" (MARSILI, 2024, p. 67).

Desde então, acredito que eu encontrei a verdadeira felicidade; deixei de viver uma vida dupla e agarrei a oportunidade de uni-las, de fazê-las se cruzarem e viver com os sentidos todos voltados para o Alto, em um grande e misterioso processo de doação. É como diz o Evangelho de João 12:24: "Em verdade, em verdade vos digo: se o grão de trigo, caído na terra, não morrer, fica só; se morrer, produz muito fruto".

Foi compreendendo que o amor passa pelo servir que eu me tornei completa e feliz no seio da minha família, que me abri a receber meus outros filhos e que, enquanto escrevo este capítulo, vivo à espera para conhecer o meu quarto grande amor.

Não, eu não deixei de ser uma mulher independente, de trabalhar fora, de cuidar de mim mesma, de tirar um tempo só para mim ou de estudar, mas hoje eu faço isso com propósito, com fé, e consciente da minha vocação. Vez ou outra o meu egoísmo ainda teima em gritar, mas eu não lhe dou espaço, pois hoje sou uma mulher, esposa e mãe que ama os seus e que faz do servir, o caminho da felicidade, sempre com o olhar para o Alto. E sempre que isso acontece, eu repito para mim mesma "*Sursum corda*", que quer dizer "corações ao Alto", e lembro que a maternidade é uma jornada de fé, amor e propósito.

Bibliografia

BÍBLIA SAGRADA. Edição Claretiana. São Paulo: Editora Ave-Maria, 2010.

MARSILI, S. *Reflexões de uma mãe*. São Paulo: Edições Esteio, 2024.

"A maternidade
transforma, fortalece
e abençoa. Com o
coração para o Alto,
é possível viver essa
jornada com plenitude
e felicidade."

Wanessa Passos

Que reflexões ou recordações sobre a maternidade este capitulo lhe traz?

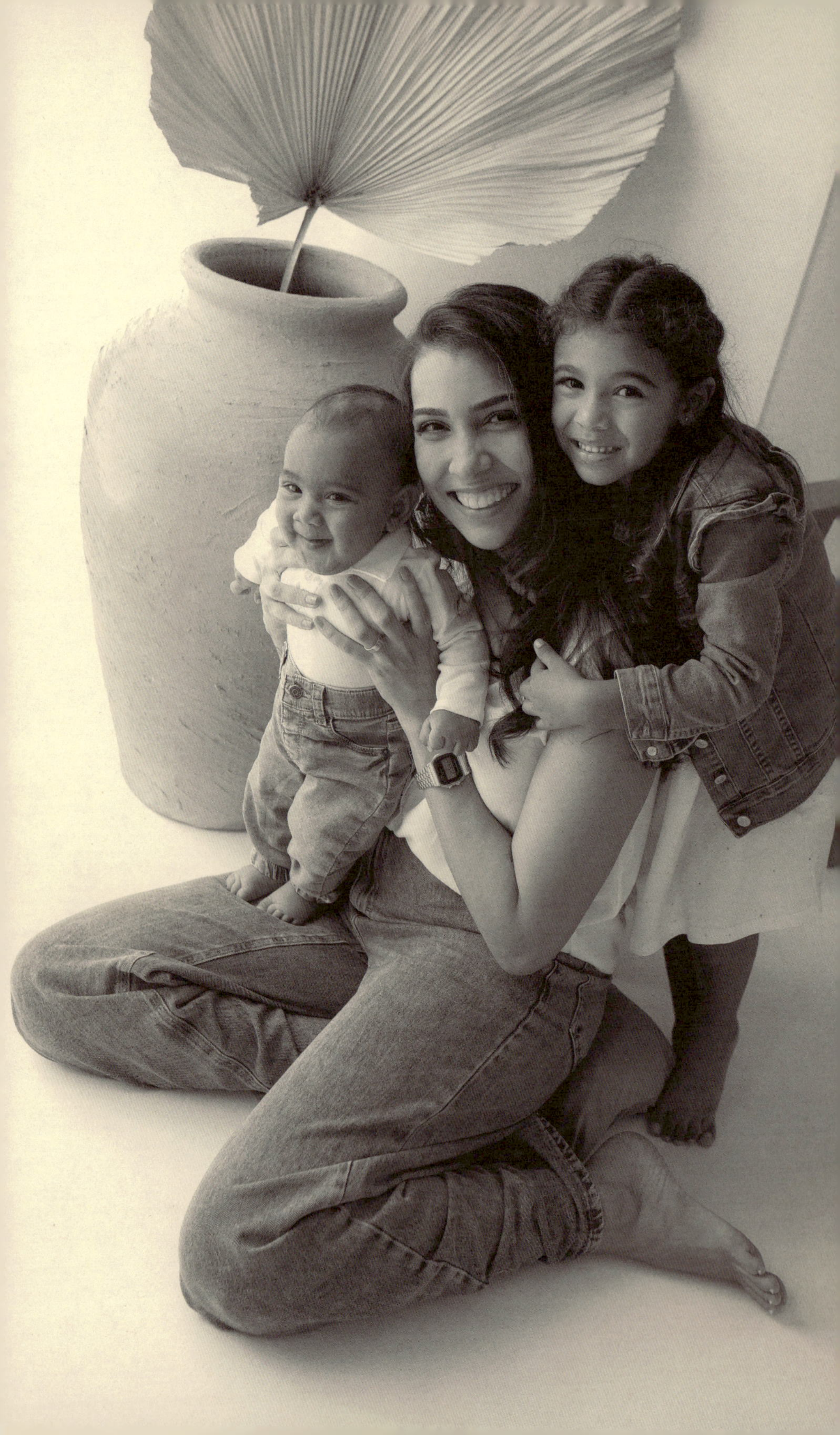

Ysa Galvão

Sou a Raysa Lima Galvão Pereira, mais conhecida como Ysa, e tenho 34 anos. Sou casada com Eric há dez anos, e também sou mãe da Olívia de 5 anos e do João de 1 ano. Desde sempre fui apaixonada por crianças e pelo maternar.

Afeto, manualidades e cuidados são palavras que dizem muito sobre mim. Sou administradora de profissão, criativa por natureza, artesã e mãe educadora. Tenho o privilégio de, por meio da maternidade, conhecer histórias encantadoras, mergulhar em reinos desconhecidos e desbravar minimundos dentro de um dia comum — com burocracias reais, recolhendo migalhas do chão, beijando machucados e acalentando crianças fofas, mas por vezes remelentas.

Navego nos fios invisíveis da rede social Instagram e lá compartilho minha rotina, com reflexões e pitadas de amor, além das artes em que sempre estou trabalhando.

galvao_ysa

17

A maternidade que me salva de mim

Por Ysa Galvão

Eu sempre quis ser mãe, mas algumas coisas me marcaram durante o caminho, e quando chegou o momento, ou melhor, o casamento, a coisa toda mudou muito na minha cabeça já doutrinada por frases como: "Para que colocar uma criança neste mundo perdido?", "Você vai perder sua liberdade", "Ter filho é um fardo que só a mãe carrega", e várias outras frases que você já deve ter ouvido, ou pior, falado.

Cresci em uma família como muitas aqui no Brasil: uma mãe solteira sem nenhuma rede de apoio (não gosto muito desse termo, mas além de não encontrar outro, ele é o mais popular), vivendo com um salário-mínimo e nutrindo uma altíssima dose de ódio ao sexo oposto. Minha mãe me criou como pôde, deixando sempre muito claro para mim que "homem não presta" e que "todos eles são iguais". Entendi e absorvi isso logo cedo.

Nesse cenário com um pai que saiu para comprar cigarros e nunca voltou e uma mãe que se dividia entre trabalho e mais trabalho e nunca tinha tempo para lazer ou momentos de relaxamento, a vida se tornava cada vez mais estressante, desafiadora, com pitadas de escassez e regada a muitas brigas. De forma alguma culparia minha mãe, e por mais absurdo que pareça, nem meu pai; eles tinham os seus motivos e suas histórias de vida, muito mais complicadas do que a minha, que os fizeram seguir daquela forma e não de outra.

Toda falta procura um preenchimento e as minhas não eram diferentes. As fontes que busquei, obviamente, não foram as melhores. Graças à vida religiosa de minha mãe, a coisa não piorou. O medo de passar a eternidade queimando no colo do "capiroto" me deteve. Essa foi a melhor terapia que eu poderia receber naquelas condições, até porque essa era gratuita.

Uma adolescência problemática, um episódio de abuso por parte de um integrante da família, uma vida escolar mediana... Na juventude, só concluí uma faculdade após ter abandonado algumas outras. Eu tinha uma carteira de trabalho toda manchada: entre oito, cinco, três meses de trabalho apenas — nunca conseguia passar muito além disso. Dessa forma desordenada, fui levando a vida, mas a fase adulta uma hora bate à porta.

Aos 23 anos, conheci meu marido. Onze meses depois, nos casamos — sim, ele é bem louco, graças a Deus. Mas calma que não é aqui que as coisas melhoram. O "felizes para sempre" não veio logo após o "sim". Tivemos um primeiro ano difícil e eu consegui elevar essa dificuldade à décima potência quando decidi trazer meu pai para morar conosco — até então, eu só o tinha visto duas vezes em toda a minha vida: por apenas um dia, quando eu tinha 5 anos, e por dois dias, aos 10. Eu tinha raras notícias sobre ele e uma necessidade latente de recuperar a relação que nunca tivemos — o que jamais poderia acontecer, mas eu sempre fui muito imaginativa e sonhadora, quase "fora da casinha".

Era o dia de nossa mudança para um apartamento melhor, mas, com seis meses de casados, recebi a notícia de que meu pai seria colocado em um abrigo porque havia sofrido um acidente vascular cerebral (AVC). Mesmo com cinco filhos, quatro ex-mulheres oficiais e três irmãs, ele não tinha onde ficar para ser cuidado, e eu, que deveria só seguir minha vida com essa informação, decidi me vestir de boa samaritana e trazê-lo para nossa casa.

Aquilo foi o início de um desastre matrimonial que já estava escancarado e só eu não via. Não dei conta de recuperar ou começar uma relação com ele; esse sonho seria impossível naquelas condições. Adoeci psicologicamente e não conseguia cuidar de mim, muito menos dele. Então, eu o levei de volta para a cidade onde morava, me afastei do meu marido gradativamente e a coisa só piorava, até começarmos a falar em divórcio. Essa situação, somada a outras ao longo dos anos, nos levou a ter a certeza de que o melhor caminho era a separação.

Precisei viajar para outro estado por questões de saúde da minha mãe, mas logo que voltasse, desataria nossos laços. Ainda na viagem, minha mãe sonhou que eu estava grávida e segurava um vestidinho. Para mim, aquilo era praticamente impossível, visto a crise que nos encontrávamos matrimonialmente. Fiz dois testes de farmácia e, não contente com os positivos, fiz exame de sangue.

Meu chão se abriu. Eu jamais queria repetir o que me aconteceu; sem contar que já não tinha desejo por filhos, nem se o casamento estivesse bem. Passados dois dias, eu já estava apresentando sangramentos. E eu, que deveria ser a acompanhante da minha mãe, que estava em repouso absoluto, se recuperando de um transplante de córnea, acabei me tornando a acompanhada. No pior momento, visto por mim, estava eu grávida e com uma gravidez de risco.

Voltei para casa após alguns meses, já que não podia me deslocar de volta por causa do risco da perda. Empurrei o casamento com a barriga. O parto foi longo e difícil; o puerpério ainda pior. A depressão pós-parto me deixou em frangalhos. Eu buscava o amor incondicional que deveria sentir por minha filha e não encontrava. Vivia um luto do que eu era antes de ser mãe, mas também não desejava voltar para lá. A vida virou um paradoxo; eu estava cansada e sem forças para maternar.

Muitos altos e baixos se sucederam e o casamento acabou. A história se repetia, e eu me afundava cada vez mais. Dividimos a guarda semanalmente e, na semana em que eu estava com ela, queria ser a melhor mãe do mundo; mergulhava de cabeça na maternidade. Mas, na semana em que estava sem minha filha, eu era vazia, triste, perdida e sem paz. Eu me afundei muito, e não tenho como descrever tudo, mas o que sucedeu o fundo do poço me faz acreditar que Deus não desperdiça nada. Meu marido, que havia — juntamente comigo — acabado com nosso casamento, se dispôs a lutar por mim e me resgatar de onde eu tinha me enfiado. Ele desceu lá no lugar que eu estava e me trouxe de volta; me tomou pela mão e me salvou de mim mesma.

Depois de relutar bastante, resolvi dar uma chance para nossa família e fiz isso, no primeiro momento, apenas por Olívia; por ela, eu decidir lutar e viver. Nossa filha foi a porta que fez o amor entrar novamente em meu coração. As faltas que eu tinha e todos os meus questionamentos foram se dissipando à medida que eu me entregava. E isso foi libertador. Eu aceitei ser mãe e, desde então, me dedico inteiramente a essa missão.

Após três anos de restauração da nossa família, tivemos mais um filho — um irmão para Olívia, que ela tanto quis, sonhou, orou e até escolheu o nome. Essa nova fase veio para me mostrar que a gravidez pode ser tranquila, que o parto pode ser maravilhoso e que o puerpério pode ser calmo e reflexivo.

O tempo turbulento desde a gravidez até o segundo ano da minha primogênita me encheu de culpa por um tempo, mas eu entendi que me tornei uma pessoa nova depois; isso me possibilitou usar a culpa como um meio de perceber que o que não estava bem antes, agora estava, o que precisava ser mudado, já havia. Eu já tinha reorganizado minhas prioridades; já havia entendido e experimentado a frase tão realista de santa Teresa D'Ávila de que é justo que muito custe o que muito vale. Portanto, a culpa, a "responsabilidade por dano, mal, desastre causado a outrem" (CULPA, 2025), não me cabia mais. O remorso não faz nenhum bem, no entanto, a mudança de direção, o conserto e o arrependimento, sim.

Assim, eu passei a guardar meu coração. A vida pode ser mais simples e mais leve; ela não precisa ser perfeita ou instagramável. Alguns afazeres ou sonhos podem esperar um pouco para que eu aprecie o tempo de qualidade com a minha família, principalmente enquanto a infância dos meus filhos clama por minha presença.

A minha casa não é perfeita, mas meu lar é; e você vai entender o porquê dessa minha afirmação. Quando me sento à mesa para desfrutar de uma refeição com minha família, o que me chama a atenção não são as manchas de suco de uva nas cadeiras, as migalhas pelo chão, o molho da carne que derramou na toalha, ou o prato de plástico surrado das crianças; tampouco a comida, mesmo que esteja deliciosa. O que me cativa é o amor que transborda e exala, a gratidão no coração e a paz que nos envolve. Uma casa é feita de concreto e tijolos; um lar é feito de amor. E aqui, temos em superabundância e de forma incondicional. "Três coisas, na verdade, permanecerão: a fé, a esperança e o Amor, e a maior delas é o Amor" (1 Co 13:13).

Minha vida não seguiu o plano que eu tracei: faculdade, mestrado, emprego consolidado, casa e casamento perfeitos e, em sequência, filhos. A ordem que eu estipulei se misturou. Vários problemas surgiram no caminho, alguns extremamente pesados para serem contados aqui. E eu vivi, muitas vezes, em função deles; vivia tentando solucioná-los ou entregando os pontos por completo, frustrada por não ter o controle que eu almejava. Uma vez, li uma frase que me impactou positivamente, e há algumas frases que transformam nossas vidas; é impossível ouvir ou ler conteúdos assim sem sermos tocados: "O mistério da vida não é um problema a ser resolvido; é uma realidade a ser experimentada" (VAN DER LEEUW, 2024, p. 9).

Da mesma forma que precisei corrigir minha visão para os problemas, procurei também agir assim com relação à maternidade. Se meu objetivo for criar filhos que não façam birra, que só me orgulhem de seus feitos em público e que comam frutas e verduras, rejeitem açúcar e detestem telas, o caminho da frustração é certeiro; eu não posso criá-los para receber aplausos dos outros como sinal do meu sucesso. O meu objetivo é simples e claro: tenho duas sementes que precisam ser bem cultivadas para que, ao se tornarem árvores, estejam com suas raízes firmes em um solo fértil e adequado para frutificar.

Conheço uma mãe de cinco filhos, feliz em sua missão, mas que certa vez me telefonou aos prantos para falar que não conseguia esquecer uma traição do marido e que estava lutando com todas as forças para superar essa situação. Em meio à nossa conversa regada de lágrimas, tanto eu quanto ela fomos interrompidas inúmeras vezes para atender nossos filhos, colocando a dor no bolso para recebê-los de forma paciente e carinhosa. Em uma das interrupções por parte do terceiro filho dela, ele fez uma peraltice e ela gargalhou, abrindo um parêntese na nossa conversa para me contar da situação. A maternidade não é complicada; a vida é que tem muitos desafios. A vida não dá uma pausa para que nós possamos ser mães; ela continua feito uma montanha russa com direito a *looping* enquanto amamentamos, trocamos fraldas e beijamos machucados. “Mas apesar de tudo isso, somos mais que vencedores [...]” (Rm 8:37).

Bibliografia

BÍBLIA SAGRADA. Nova Versão Transformadora (NVT). São Paulo: Editora Mundo Cristão, 2018.

CULPA. In: Oxford Languages and Google. Disponível em: https://www.google.com/search?q=dicionario+significado+de+culpa. Acesso em: 04 abr. 2020.

VAN DER LEEUW, J. *A conquista da ilusão*. Brasília: Editora Teosófica, 2024.

“A maternidade
não é complicada;
a vida é que tem
muitos desafios.”

Ysa Galvão

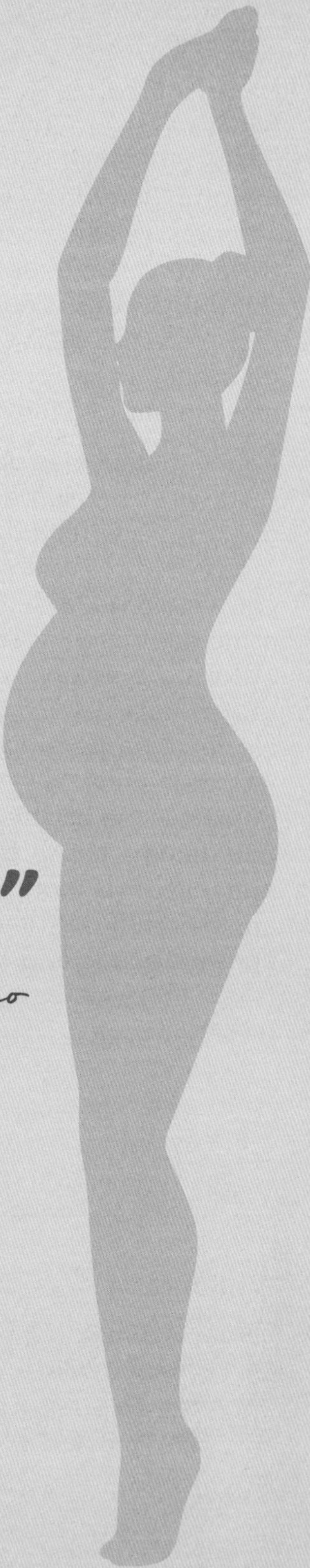

Que reflexões ou recordações sobre a maternidade este capítulo lhe traz?

EDITORA
CHAVE MESTRA®

Instagram: @editorachavemestra

E-mail: editora@editorachavemestra.com.br

Site: www.editorachavemestra.com.br